# BestMasters

Mit „BestMasters" zeichnet Springer die besten Masterarbeiten aus, die an renommierten Hochschulen in Deutschland, Österreich und der Schweiz entstanden sind. Die mit Höchstnote ausgezeichneten Arbeiten wurden durch Gutachter zur Veröffentlichung empfohlen und behandeln aktuelle Themen aus unterschiedlichen Fachgebieten der Naturwissenschaften, Psychologie, Technik und Wirtschaftswissenschaften.

Die Reihe wendet sich an Praktiker und Wissenschaftler gleichermaßen und soll insbesondere auch Nachwuchswissenschaftlern Orientierung geben.

Thomas Ortner

# Multivariate statistische Analyse von Gesundheitsdaten österreichischer Sozialversicherungsträger

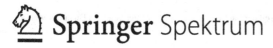
Springer Spektrum

Thomas Ortner
Wien, Österreich

BestMasters
ISBN 978-3-658-08395-3 ISBN 978-3-658-08396-0 (eBook)
DOI 10.1007/978-3-658-08396-0

Die Deutsche Nationalbibliothek verzeichnet diese Publikation in der Deutschen Nationalbibliografie; detaillierte bibliografische Daten sind im Internet über http://dnb.d-nb.de abrufbar.

Springer Spektrum

Gedruckt auf säurefreiem und chlorfrei gebleichtem Papier

Springer Fachmedien Wiesbaden ist Teil der Fachverlagsgruppe Springer Science+Business Media
(www.springer.com)

# Kurzfassung

Auf Basis der Leistungsdaten der Gebietskrankenkassen aus Kärnten, Salzburg und dem Burgenland werden Regressionsverfahren und deren Voraussetzungen für die Versorgung von Patienten mit Antipsychotika überprüft. Im Vergleich gehören die Ausgaben für Medikamente für Antipsychotika zu den größten Kostenfaktoren im Heilmittelbereich. Die deskriptive Analyse zeigt, dass nur eine verhältnismäßig kleine Gruppe von Patienten von den Ausgaben profitiert. Im Rahmen der theoretischen Einführung werden als Alternativen zur klassischen multiplen Regression robuste Verfahren eingeführt, die aufgrund der ungünstigen Datenstruktur klar zu bevorzugen sind. Im Bereich der Ausreißererkennung werden ebenfalls neue Ansätze über Clusterverfahren vorgestellt. Als alternativer Ansatz werden verallgemeinerte Regressionsmodelle eingeführt. Unter der Annahme, die Schweregrade von Patienten folgen einer Binomialverteilung, wird mit Hilfe der Logit-Regression versucht Gruppierungen zu finden.

## Abstract

Using the prescription data of the social insurance institutions of Kärnten, Salzburg and Burgenland, different regression methods are tested, verifying their assumptions on basis of the example of prescriptions of anti-psychotic drugs. The expenses for anti-psychotic drugs are one of the largest in the sector of physical therapy, but only a small group of patients experiences the benefit. The disadvantageous structure of the data forces the introduction of robust regression methods. Even the robust estimators do not allow the usage of classical outlier detection. Therefore new approaches, using cluster algorithms, are examined. Finally, generalized linear models, especially the logit regression, are used to try to classify patients, according to the severity of their disease.

# Inhaltsverzeichnis

# Tabellenverzeichnis

# Abbildungsverzeichnis

# 1 Einleitung und deskriptive Datenanalyse

In der Sozialversicherung treffen zwei grundlegend verschiedene Ansichten aufeinander. Auf der einen Seite stehen Patienten und Ärzte für die bestmögliche Behandlung von Krankheiten im Zentrum. Der Kostenfaktor spielt durch den praktisch nicht vorhandenen Selbstbehalt keine Rolle, natürlich unter der Annahme, dass nur Sozialversicherungsleistungen konsumiert werden. Für das Management der Sozialversicherung ist hingegen der Weg der Behandlung nicht relevant, sondern rein die Finanzierung. Da das Gesamtbudget im Allgemeinen nie ausreichen kann, um jedem Patienten eine optimale Behandlung zu bieten, muss ein Gleichgewicht zwischen den Kosten und der Effektivität einer Behandlung gefunden werden.

Aus diesem Grund ist es sinnvoll, die Variablen der Behandlung und die Kostenvariablen mit Hilfe von Regressionsrechnungen in einen Zusammenhang zu bringen. Im einfachsten Fall bedeutet dies, die Leistungen mit ihren Preisen zu gewichten, um die Kosten eindeutig bestimmen zu können. Dadurch ist es auch möglich, den verwendeten Trainingsdatensatz zu erstellen.

Es gibt jedoch mehrere Probleme. Die Preise von Leistungen sind nicht konstant. Sie ändern sich über die Zeit bzw. werden durch Deckelungen beeinflusst. Darüber hinaus sind die ausgewählten Leistungen nicht konstant. Kleine Wechsel von Wirkstoffstärken bei Medikamenten oder ein Wechsel von einem Arztbesuch zu einem Hausbesuch würden zu einer praktisch unüberschaubaren Menge an beschreibenden Variablen führen, die insbesondere in einem starken Zusammenhang stehen. Auch wenn die Berechnung eines solchen Modells keine Probleme bereitet, so können gewonnene Rückschlüsse kaum interpretiert werden. Daher macht es Sinn, diese verwandten Variablen zusammenzufassen und einen Fehler in der Bescheibung zu akzeptieren. Darüber hinaus ermöglicht der Fehler innerhalb geeignet gewählter Gruppen Rückschlüsse über die Konsistenz der Behandlungen der gewählten Gruppe.

Ziel dieser Arbeit ist es, zu prüfen, ob einfache Regressionsmodelle allgemeine Aussagen über Zusammenhänge zulassen. Insbesondere soll aus Basis des Beispiels von Verordnungen von Antipsychotika zu prüfen, ob einfache, in der Sozialversicherung häufig verwendete Regressionsmodelle überhaupt zulässig sind, bzw. welche Adaptionen vorgenommen werden müssen und welche Risiken im Rahmen der Berechnungen existieren.

## 1.1 Datenstruktur

Insgesamt drei österreichische Gebietskrankenkassen aus dem Burgenland, Kärnten und Salzburg haben sich bereit erklärt, Daten zum Thema Antipsychotika für Analysen zur Verfügung zu stellen. Die zu analysierenden Bewegungsdaten stammen aus den hauseigenen FOKO Datenbanken. Die gelieferten Bewegungsdatensätze beinhalten Arztkosten, Heilmittelverordnungen und Krankenhausaufenthalte.

Arztkosten:

- Patient
- Quartal
- Arzt
- Fachgruppe Arzt
- Arztbezirk
- Anzahl an Konsultationen
- erzeugte Kosten

Krankenhausaufenthalte:

- Patient
- Leistungsdatum
- Krankenhausdiag. (ICD-10)
- Aufenthaltstage

Heilmittelverordnungen:

- Patient
- Arzt
- Fach
- Verordnungsjahr
- Rezeptmonat
- Einreichdatum des Rezeptes
- Verordnungen
- Kosten
- Pharmanummer

Die Ausprägungen Patient und Arzt wurden mit einen md5 Schlüssel mit trägerspezifischem Passwort verschlüsselt. Der Bezirk wurde ebenfalls mit einer Laufnummer versehen anstelle des echten Bezirks. Diese Bewegungsdaten stehen für die Jahre 2007 bis 2010 zur Verfügung. Diese Daten stehen für zwei Gruppen zur Verfügung. Eine Gruppe beinhaltet sämtliche Patienten die zwischen 2007 und 2010 Antipsychotika erhalten haben. Die zweite Gruppe ist als Kontrollgruppe gedacht und ist eine Stichprobe von 24 893 Patienten. Da diese Analysen keine statistischen Test zu Prävalenzen beinhalten, wurde die Kontrollgruppe nicht in die Untersuchungen inkludiert. Angereichert wurden die Bewegungsdaten mit Stammdaten zu Patienten, Versicherungsträgern und Pharmanummern.

Patientenstammdaten:

- Patient
- Geschlecht
- Geburtsjahr
- Todesdatum
- Bezirk des Hauptwohnsitzes

Versicherungsträger (Anspruchsberechtigte):

- Versicherungs- träger
- Jahr
- Geschlecht
- Alter
- Anspruchs- berechtigte

DEKO:
Beinhaltet alle gängigen Ausprägungen und insbesondere DDDs.

## 1.2 Patientenstruktur

Um die Patientenstruktur genauer analysieren zu können, wurde eine Tabelle angelegt, die sämtliche Antipsychotikapatienten sowie einige charakterisierende Ausprägungen beinhaltet. Diese Struktur stellt gleichzeitig, getrennt nach spezifischen Unterkriterien, auf die erst später eingegangen werden soll, die Datenbasis für die Anwendung der multivariaten Analyse dar.

- Patient
- Geburtsjahr
- Kosten Allgemeinmediziner
- Kosten Facharzt
- Kosten Antipsychotika
- Verordnungen Antipsychotika
- Kosten Heilmittel Sonstiges
- Verordnungen Heilmittel Sonstiges
- Verordnungszeitraum
- Anzahl Pharmanummern Antipsychotika
- Anzahl Wirkstoffe Antipsychotika

Ausprägungen wie die Kosten für Allgemeinmediziner weisen extreme Ausreißer auf, die genauer betrachtet werden müsen. Eine kurze Zusammenfassung der Werte zeigt den großen Abstand zwischen den normalen Bereichen und dem maximalen Wert. Diese Zusammenfassung wird in Tabelle 1.1 für die Kosten für Allgemeinmediziner dargestellt.

**Tabelle 1.1:** Zusammenfassung von Kosten für Allgemeinmediziner

| Min. | 1st Qu. | Median | Mean | 3rd Qu. | Max |
|------|---------|--------|------|---------|------|
| 1.53 | 947.2 | 1827 | 2333 | 3096 | 137800 |

Vermutlich handelt es sich hier um Sammelnummern.

## 1.3 Verordnungszeitraum

Der Verordnungszeitraum ist definiert als die Anzahl an Tagen zwischen der ersten und der letzten Antipsychotikaverordnung eines Patienten im Zeitraum zwischen 2007 und 2010, berechnet aus der Ausprägung *eindat*, dem Einreichdatum des Rezeptes. Er ist eines der wichtigsten Charakteristika der Antipsychotikapatienten und gibt Aufschluss über die Therapietreue der Patienten. Bei perfekter Versorgung der Patienten würden in jedem

Zeitintervall die gleiche Menge neuer Patienten hinzukommen (unter der Annahme dass sich die Altersverteilung nicht über die Zeit ändert) und bis zu ihrer Heilung bzw. ihrem Tod im System verbleiben. Betrachtet man in einem derartigem System die Verteilung der Patienten auf den Verordnungszeitraum, so würde es um den maximal möglichen Verordnungszeitraum eine Anhäufung von Patienten geben, die bereits vor 2007 diagnostiziert wurden. Über den restlichen Zeitraum wären die Patienten gleichverteilt, da nach Annahme zu jedem Zeitpunkt gleich viele Patienten diagnostiziert werden. Die reale Verteilung ist in Abbildung 1.1 dargestellt.

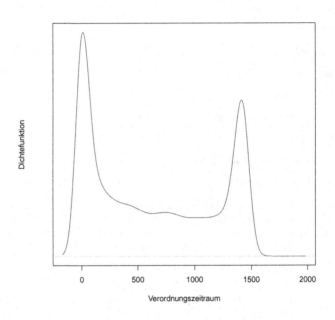

**Abbildung 1.1:** Verteilung des Verordnungszeitraumes

Die Ausreißer ganz rechts sind wahrscheinlich durch Fehler in der Datierung der Verordnungen zu erklären. In der gelieferten Datei "BGKK APHM.txt", etwa in Zeile 74 661, findet sich ein Patient mit Einreichdatum 1.1.2006 und zugehörigem Jahr 2008. Die gleiche Situation tritt auch bei den anderen Versicherungsträgern auf. Insgesamt treten pro Versicherungsträger zwischen 20 und 30 Verordnungen auf, welche für das erste Halbjahr 2006 oder früher datiert sind, aber in der Ausprägung *jahr* mit 2007 oder 2008 markiert sind.

Der Peak auf der rechten Seite der Abbildung 1.1 entspricht dem Peak des perfekten Modells. Der linke wesentlich größere Peak jedoch ist eine Art Gegenstück. Diese Patienten haben ein bis zwei Verordnungen erhalten und danach ihre Therapie wieder abgebrochen.

Die Patienten zwischen den Peaks können sowohl zur Gruppe der Therapietreuen gehören, die im Zeitraum 2007 bis 2010 ihre Therapie begonnen haben, als auch zur Gruppe der Therapieabbrecher, die mehr als eine Verordnung konsumiert haben.
Die Patienten werden folgendermaßen in die Gruppen Therapietreue und Therapieabbrecher getrennt. Da Therapietreue regelmäßig Verordnungen konsumieren müssen werden all jene Patienten mit mehr als einem Verordnungszeitpunkt und der letzten Verordnung nach dem 1.11.2010 als Langzeittherapiepatienten betrachtet. Der Grund, warum Patienten mit einer Verordnung hier ausgeschlossen werden, ist dass die Wahrscheinlichkeit eines Therapieabbruchs höher ist, als jene einer Dauertherapie. Das Grenzdatum wurde dabei so gewählt, dass die resultierenden Gruppen möglichst keinen Peak an den Rändern haben, gemäß den Voraussetzungen des Modells der optimalen Versorgung. Diese Trennung führt zu Abbildung 1.2.

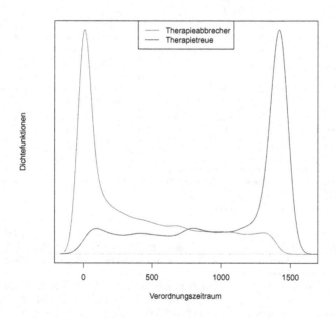

**Abbildung 1.2:** Gruppierung nach Therapietreue

Die Höhe der Peaks in Abbildung 1.2 darf nicht interpretiert werden, da es sich um voneinander unabhängige Dichtefunktionen handelt. Das Bild der einzelnen Kurven zeigt jedoch, dass die Trennungskriterien durchaus sinnvoll gewählt sind. Die Gruppe der Therapietreuen, bleibt über den betrachteten Zeitraum annähernd konstant, während die Therapieabbrecher nach ihrem Maximum bei dem Abbruch nach der ersten Verordnung tendenziell früher abbrechen. Vordergründig sieht es so aus, als ob es unwahrscheinlicher wird, dass ein Patient seine Therapie abbricht, je länger er sie angenommen hat. Zu einem späteren Zeitpunkt wird ausgeführt, dass dies nicht der Fall ist. Tabelle 1.2 gibt einen Überblick über die Patienten die hinter den Gruppen stehen. Um robustere Aussagen treffen zu können werden die Quartile, der Median sowie die Anzahl an Patienten die keinen Eintrag für diese Daten haben dargestellt. Die Kosten bzw. Verordnungen wurden immer aus Einzeldatensätzen aggregiert. Kein Eintrag ist also gleichwertig mit keine Kosten. Trotzdem werden die Patienten im Rahmen der Quartilsberechnungen einmal weggelassen und einmal mit 0 gerechnet. Man kann einmal die Kosten betrachten die eine durchschnittliche Person der Population erzeugt und einmal jene die eine Person der Population erzeugt, die entsprechende Leistungen in Anspruch nimmt.

**Tabelle 1.2:** Vergleich Therapieabbrecher Therapietreue

|  | Therapieabbrecher* | | | | Therapietreue** | | | |
|---|---|---|---|---|---|---|---|---|
|  | 1st Qu. | Med. | 3rd Qu. | NA | 1st Qu. | Med. | 3rd Qu. | NA |
| Geb.jahr | 1928 | 1947 | 1964 | 15 | 1932 | 1949 | 1964 | 0 |
| Kost. $AM_1$ | 788 | 1613 | 2829 | 1045 | 1258 | 2183 | 3506 | 148 |
| Kost. $FA_1$ | 116 | 438 | 550 | 21916 | 158 | 413 | 928 | 9823 |
| Kost. $AM_2$ | 719 | 1553 | 2778 | 0 | 1241 | 2167 | 3495 | 0 |
| Kost. $FA_2$ | 0 | 0 | 144 | 0 | 0 | 47 | 353 | 0 |
| Kost. AP | 23 | 76 | 255 | 0 | 181 | 576 | 2221 | 0 |
| Vord. AP | 1 | 4 | 13 | 0 | 14 | 35 | 74 | 0 |
| Kost. sonst. $HM_1$ | 64 | 369 | 1543 | 4478 | 601 | 1933 | 4510 | 284 |
| Vord. sonst. $HM_1$ | 4 | 24 | 91 | 4478 | 44 | 127 | 267 | 284 |
| # Pharnr. AP | 1 | 1 | 2 | 0 | 1 | 2 | 5 | 0 |
| # Wirkstoffe AP | 1 | 1 | 2 | 0 | 1 | 2 | 3 | 0 |

1 Patienten ohne Kosten werden nicht berücksichtigt.

2 Patienten ohne Kosten werden mit Kosten von 0 gewertet.

* Gesamtpopulation von 35 034 Patienten

** Gesamtpopulation von 20 511 Patienten

Dadurch ist es etwa möglich zu sehen, dass zumindest der Median der Kosten für Fachärzte der Therapieabbrecher höher ist als der Median der Therapietreuen. Berücksichtigt man aber, dass 2/3 der Therapieabbrecher Kosten von 0 erzeugen, so fällt der Median der Therapieabbrecher offensichtlich auf 0.

Der Mittelwert, sowie die Extremwerte werden bewusst nicht dargestellt, da sie durch die Ausreißer, welche vermutlich Sammelnummern sind das Bild stark verzerren. Aus diesem Grund müssen die Aussagen die aus den Quartilswerten abgeleitet werden auch vorsichtig betrachtet werden. Im Fall der Kosten für Allgemeinmediziner etwa fallen knapp 20% der Kosten auf die teuersten 5% der Patienten, unabhängig davon ob es sich um Therapieabbrecher oder Therapietreue handelt. Ein Entfernen der Extremwerte, die die Hauptverantwortung für diese Aussage tragen, ist nicht sinnvoll, da hier ein wesentlicher Teil der realen Kosten verloren gehen würde.

Bei Personen die einmal eine Therapie begonnen haben ist es, sofern die richtige Diagnose erstellt wurde, aus medizinischer Sicht, mit hoher Wahrscheinlichkeit empfehlenswert die

**Tabelle 1.3:** Verhältnis zwischen Therapieabbrecher und Therapietreuen.

|            | BGKK | KGKK | SGKK |
|------------|------|------|------|
| Weiblich   | 1.52 | 1.4  | 1.78 |
| Männlich   | 1.99 | 1.79 | 2.09 |
| Gesamt     | 1.69 | 1.55 | 1.91 |

Therapie fortzusetzen. Wie aber gezeigt wurde, bricht eine absolute Mehrheit ihre Therapie wieder ab.

## 1.3.1 Anzahl an Verordnungen

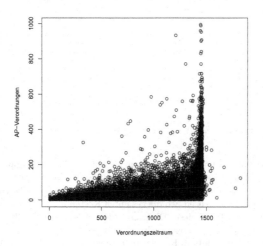

**Abbildung 1.3:** Verordnungszeitraum gegen Antipsychotika Verordnungen

Es klingt plausibel, dass die Anzahl der Verordnungen die ein Patient konsumiert mit der Dauer seiner Therapie, dem Verordnungszeitraum, linear zusammenhängt. Diese Annahme ist für die Masse der Patienten gültig. Es gibt jedoch eine Untergruppe, deren Behandlung abweicht. Je nachdem wie die Untergruppe der auffälligen Patienten definiert wird, erkennt man schnell, dass die Konzentration der Verordnungen und Kosten in dieser Gruppe sehr hoch ist.

Die Konzentration wird in Abbildung 1.4 dargestellt. Die Kostenfunktion entsteht folgendermaßen. Die Patienten werden nach Höhe der Kosten aufsteigend geordnet. Auf der y-Achse wird die normierte kumulative Summe der Kosten aufgetragen, auf der x-Achse der Anteil, den diese Patienten an der Gesamtmenge ausmachen. Dadurch kann man schnell

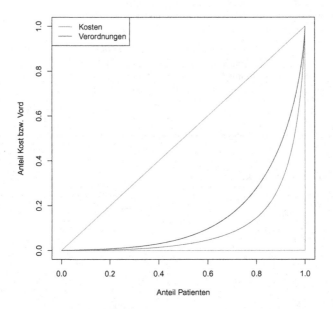

**Abbildung 1.4:** Konzentration der Kosten und Verordnungen

sehen, wie stark sich die Kosten bzw. Verordnungen auf eine kleine Gruppe von Patienten konzentriert. In Abbildung 1.4 sind zusätzlich die beiden Extremkurven in grau eingezeichnet. Einmal die Diagonale, welche einer Gleichverteilung der Kosten auf alle Patienten entspricht, andererseits fast entlang der Achsen, wo die gesamten Kosten auf einen Patienten entfallen.

Die Verteilung kann auf Basis dieses Diagramms beispielsweise mit Hilfe der Lorenzkonzentration gegeben werden. Das Konzept wird etwa in Assenmacher (2010) vorgestellt. Die Lorenzkonzentration oder auch Gini Koeffizient $L$ ist definiert als das Verhältnis zwischen der echten Fläche $A$ zwischen der Kurve und der Diagonalen und der maximal möglichen Fläche. Der Gini Koeffizient variiert dabei zwischen 0 im Fall einer Gleichverteilung, da hier die Fläche $A$ verschwindet, und 1 im Fall einer Konzentration auf einen einzigen Patienten.

$$L = \frac{2nA}{n-1} \qquad n \ldots \text{Anzahl an Beobachtungen}$$

$$L_{\text{Kost}} = 0,80$$

$$L_{\text{Vord}} = 0,69$$

Im Allgemeinen gilt, dass die TOP 5% der Patienten bezogen auf konsumierte Verordnungen bzw. erzeugte Heilmittelkosten für Antipsychotika in Summe 36% der Verordnungen und 52,5 % der Kosten ausmachen. Die TOP 2,5% der Patienten im Vergleich konsumieren noch immer 23,5% der Verordnungen und 36% der Kosten. Einerseits ist der Unterschied zwischen den Anteilen an den Verordnungen und den Kosten unerwartet groß, andererseits ist die Konzentration durchwegs sehr hoch.

# 2 Regression

Der einfachste Ansatz, die in Abschnitt 1 beschriebene Problematik, mathematisch zu betrachten ist die lineare Regression. Dabei wird eine oder mehrere abhängige Variable von einer Gruppe unabhängiger Variablen beschrieben. Der Zusammenhang zwischen den abhängigen und unabhängigen Variablen wird dabei als linear vorausgesetzt.

## 2.1 Deskriptive lineare Regression

Zunächst klammern wir die stochastische Natur der Daten vollständig aus. Die dabei entwickelten Konzepte können in Folge auch in den aufbauenden stochastischen Modellen verwendet werden. Wir nehmen an, wir kennen $T$ Beobachtungen von $y$ und von $x_1, ..., x_k$ und wollen $y$ über den Ansatz

$$\mathbf{y} = \boldsymbol{X}\boldsymbol{\beta} + \mathbf{u} \tag{2.1}$$

möglichst gut beschreiben. Dabei gilt die Notation $\mathbf{y} = (y_1, ..., y_T)' \in \mathbb{R}^T$, $\boldsymbol{X} = (\mathbf{1}, \mathbf{x}_1, ..., \mathbf{x}_k) \in \mathbb{R}^{T \times (k+1)}$, $\mathbf{x}_i = (x_{1i}...x_{Ti})' \in \mathbb{R}^T$, $\mathbf{1} = (1, ...., 1)$ und $\mathbf{u} = (u_1, ..., u_T)' \in \mathbb{R}^T$.

Die Voraussetzung, einen linearen Ansatzes zu verwenden, ist nicht so gravierend wie es im ersten Moment erscheint. Transformationen von $\boldsymbol{X}$ ermöglichen die Betrachtung komplexerer Modelle durch Lösen der linearen Regression. Im Fall eines polynomialen Trends vom Grad p wird die Matrix auf die Dimension $\mathbb{R}^{T \times p*k+1}$ erweitert und erhält folgende Gestalt.

$$\boldsymbol{X} = \begin{pmatrix} 1 & x_{11} & x_{11}^2 & \cdots & x_{11}^p & x_{12} & \cdots & x_{1k}^p \\ \vdots & \vdots & \ddots & & \ddots & \ddots & & \vdots \\ \vdots & \vdots & \ddots & & \ddots & \ddots & & \vdots \\ 1 & x_{T1} & x_{T1}^2 & \cdots & x_{T1}^p & x_{T2} & \cdots & x_{Tk}^p \end{pmatrix}$$

**Die Normalgleichungen**

Im Rahmen der deskriptiven linearen Regression sollen Parameter $\boldsymbol{\beta}$ gewählt werden, sodass $\boldsymbol{X}\boldsymbol{\beta}$ möglichst gut $\mathbf{y}$ beschreibt. Die Qualität der Wahl der $\boldsymbol{\beta}$ soll im Allgemeinen über die Methode der kleinsten Quadrate bestimmt werden.

$$S(\boldsymbol{\beta}) = \mathbf{u}'\mathbf{u} = (\mathbf{y} - \boldsymbol{X}\boldsymbol{\beta})'(\mathbf{y} - \boldsymbol{X}\boldsymbol{\beta}) \tag{2.2}$$

$\boldsymbol{\beta}$ ist also optimal gewählt, wenn es $S(\boldsymbol{\beta})$ minimiert.

$$S(\beta) = \mathbf{u}'\mathbf{u}$$
$$= \mathbf{y}'\mathbf{y} - \beta'X'\mathbf{y} - \mathbf{y}'X\beta + \beta'X'X\beta$$
$$= \mathbf{y}'\mathbf{y} - 2\mathbf{y}'X\beta + \beta'X'X\beta$$
$$\frac{\delta S(\beta)}{\delta\beta} = 0 - 2X'\mathbf{y} + 2X'X\beta = 0$$

Durch einfache Umformungen und Nullsetzen der Ableitung ergeben sich aus der letzten Zeile direkt die Normalgleichungen.

$$X'X\beta = X'\mathbf{y} \tag{2.3}$$

Die obigen Umformungen besagen lediglich, dass ein $\beta$, das die Normalgleichungen erfüllt, $S(\beta)$ minimiert. In Schönfeld (1969) wird auf die Lösungen der Gleichungen inklusive ausgiebiger Beweisführung genau eingegangen. Hier sollen nur die wichtigsten Ergebnisse zusammengefasst werden. Zunächst sind die Normalgleichungen immer lösbar, da $X'\mathbf{y} \in im(X'X)$ gilt. Es gilt auch, dass $\hat{\beta}$ genau dann eine Lösung der Normalgleichungen ist, wenn es die Funktion $S(\beta)$ minimiert. Ist $X'X$ regulär so ist $\hat{\beta}$ eindeutig durch $(X'X)^{-1}X'\mathbf{y}$ bestimmt.

### 2.1.1 Geometrische Interpretation

Wir definieren die Kleinsten-Quadrate-Residuen $\hat{\mathbf{u}}$ als $\mathbf{y} - \hat{\mathbf{y}} = \mathbf{y} - X\hat{\beta}$. Diese Residuen erfüllen zwei grundlegende Orthogonalitätsrelationen. Es gelten

$$X'\hat{\mathbf{u}} = 0 \text{ und } \hat{\mathbf{y}}'\hat{\mathbf{u}} = 0.$$

Die erste Relation folgt aus den Normalgleichungen wie aus den Umformungen $X'\hat{\mathbf{u}} = X'(\mathbf{y} - \hat{\mathbf{y}}) = X'\mathbf{y} - X'X\hat{\beta}$ sofort zu sehen ist.

Jedes Element $\mathbf{y}$ aus $\mathbb{R}^T$ lässt sich also darstellen als $\mathbf{y} = \hat{\mathbf{y}} + \hat{\mathbf{u}}$. Dabei stammt $\hat{\mathbf{y}}$ offensichtlich aus dem Spaltenraum von $X$ und $\hat{\mathbf{u}}$ aus seinem orthogonalem Komplement. Die Regression kann deshalb als eine Projektion von $\mathbf{y}$ auf $sp(X)$ interpretiert werden. Die auftretenden Projektoren in unserem Modell sind $X(X'X)^{-1}X'\mathbf{y}$ als Projektion von $\mathbb{R}^T$ auf $sp(X)$ und $\mathbf{y}$ auf $\hat{\mathbf{y}}$. Also muss $I - X(X'X)^{-1}X'$ eine Projektion auf das orthogonale Komplement des von $X$ erzeugten Spaltenraumes sein.

### 2.1.2 Bestimmtheitsmaß

Durch elementare Umformungen unserer quadratischen Fehlersumme ist erkennbar, dass die Quadratsumme der Fehler $S(\hat{\beta}) = \hat{\mathbf{u}}'\hat{\mathbf{u}}$ darstellen lässt als Differenz der Quadratsumme der Beobachtungswerte von $\mathbf{y}$ und der Quadratsumme der Projektion von $\mathbf{y}$ auf $sp(X)$. Das ist gleichwertig zu der Aussage, dass sich die Variation der Beobachtungswerte aus der Summe der Variation der Projektionen $\hat{\mathbf{y}}$ und der Residuen zusammensetzt. Daher gibt das Verhältnis $\frac{\hat{\mathbf{y}}'\hat{\mathbf{y}}}{\mathbf{y}'\mathbf{y}}$ jenen Anteil der Variation an, der durch $\hat{\mathbf{y}}$ bzw. innerhalb des Spaltenraums von $X$

erklärt werden kann. Darüber hinaus kann durch Zentrieren von $\mathbf{y}$ die Streuung eindeutig in erklärte und nicht erklärte Streuung zerlegt werden.

$$\mathbf{y}'\mathbf{y} - T\bar{y}^2 = \hat{\mathbf{y}}'\hat{\mathbf{y}} - T\bar{\hat{y}}^2, \tag{2.4}$$

$$s_y^2 = s_{\hat{y}}^2 + s_{\hat{u}}^2 \tag{2.5}$$

Dabei ist $\bar{\hat{y}} = \frac{1}{T}\sum \hat{y}_i$ und $\bar{y} = \frac{1}{T}\sum y_i$.

Das am häufigsten Verwendete Qualitätsmaß einer linearen Regression, der multiple Korrelationskoeffizient $R^2$ ist nun definiert als $R^2 = \frac{s_{\hat{y}}^2}{s_y^2} = 1 - \frac{s_{\hat{u}}^2}{s_y^2}$. Auf der Suche nach einem optimalen Modell wird die Qualität nicht nur über den Anteil der beschriebenen Streuung beschrieben sondern auch über die Übersichtlichkeit des Modells. Da eine Vergrößerung des $sp(\mathbf{X})$ aber immer einen größeren oder zumindest den gleichen Anteil von $\mathbf{y}$ erklären wird, würde eine Entscheidung rein auf dem multiplen Korrelationskoeffizienten immer zu einem größtmöglichen Modell führen. Ein Ausweg wäre das korrigierte Bestimmtheitsmaß, das eine Strafe für größere Modelle einbezieht. Das korrigiert Bestimmtheitsmaß ist unter anderem in Backhaus, Erichson, Plinke und R.Weiber (2008) ausführlich erklärt. Wir gehen erst zu einem späteren Zeitpunkt auf die Modellentwicklung und Variablenselektion ein.

## 2.2 Multiple lineare Regression

Im letzten Kapitel wurde die stochastische Natur der Daten ausgeklammert. Wir gehen nun davon aus, dass das Modell $\mathbf{y} = \mathbf{X}\boldsymbol{\beta} + \mathbf{u}$ vorliegt und wollen gute, zumeist lineare Schätzer für $\boldsymbol{\beta}$ sowie die Varianzen des Modells herleiten. Strukturell und methodisch sind die Ausführungen dieses Abschnitts an Deistler (2002) angelehnt.

Im klassischen linearen Regressionsodell werden folgende Annahmen getroffen:

(a1) $\mathbf{X}$ ist nichtstochastisch

(a2) $\mathbf{X}'\mathbf{X}$ ist regulär

(b1) $E\mathbf{u} = \mathbf{0}$

(b2) $E\mathbf{u}\mathbf{u}' = \sigma^2\mathbf{I}$

(c) $(\boldsymbol{\beta}, \sigma^2) \in \mathbb{R}^k \times \mathbb{R}^+$

Die bedeutendste Einschränkung in diesem Modell ist (b2). Hier wird gefordert, dass die Fehler unkorreliert sind. Ist die Varianz-Kovarianzmatrix eine Diagonalmatrix mit konstanten Varianzen spricht man auch von Homoskedastie. Der Grund warum dieses eingeschränkte Modell betrachtet wird ist, dass Modelle mit heteroskedastischem Fehler günstig transformiert werden können.

### 2.2.1 Heteroskedastischer Fehler

Wird Bedingung (b2) des klassischen linearen Regressionsmodell abgeschwächt auf eine neue Bedingung (b2*) $E\mathbf{u}\mathbf{u}' = \sigma^2 \Omega$, mit $\Omega$ ist Varianz-Kovarianz-Matrix, $\sigma^2$ unbekannt, $\Omega \in \mathbb{R}^{T \times T}$ bekannt,

so spricht man von einem verallgemeinerten linearen Regressionsmodell. Dabei muss zusätzlich noch eine Normierung von $\Omega$ erfolgen um $\sigma^2$ eindeutig zu bestimmen. Da $\Omega$ eine Varianz-Kovarianz-Matrix ist, ist $\Omega$ symmetrisch und positiv definit. Der Beweis dafür ist in diversen Lehrbüchern, unter anderem in Putanen, Styan und Isotalo (2011) zu finden. Darüber hinaus wissen wir, dass für positive symmetrische Matrizen reguläre Matrizen $R$ und $P$ existieren, mit $\Omega = RR'$ und $\Omega^{-1} = P'P$. Solche Zerlegungen können etwa über die Spektralzerlegung $\Omega = O\Lambda O'$ gefunden werden, indem $R = O\sqrt{\Lambda}$ definiert wird.

Das verallgemeinerte Regressionsmodell lässt sich nun über

$$\mathbf{y}^* = X^*\boldsymbol{\beta} + \mathbf{u}^* \qquad (2.6)$$

mit $\mathbf{y}^* = P\mathbf{y}$, $X^* = PX$ und $\mathbf{u}^* = P\mathbf{u}$ in ein klassisches lineares Regressionsmodell transformieren. Die Eigenschaft (b2) wird wiederhergestellt, da $P\Omega P' = PRR'P' = I$ gilt, was direkt aus der Konstruktion von $P$ und $R$ folgt. Die restlichen Bedingungen sind trivialerweise erfüllt. Dass lineare Transformationen von Schätzern für $\boldsymbol{\beta}$ im transformierten Modell optimal bleiben zeigen wir im folgenden Abschnitt. Wir sehen also, dass es genügt, das klassische lineare Modell zu schätzen, vorausgesetzt wir kennen $\Omega$ und können die Transformation durchführen. Da $\Omega$ im Allgemeinen unbekannt ist, wird auch hier eine Schätzung notwendig sein.

## 2.2.2 Satz von Gauss Markov

Das Ziel dieses Abschnittes ist es, den besten linearen unverzerrten Schätzer für $\boldsymbol{\beta}$ zu finden. Der beste Schätzer wird hier als jener mit kleinster Varianz definiert.

**Satz 1** (Gauss Markov). *Unter den Annahmen (a1), (a2), (b1), (b2) und (c) ist* $\hat{\boldsymbol{\beta}} = (X'X)^{-1}X'\mathbf{y}$ *der beste lineare unverzerrte Schätzer für* $\boldsymbol{\beta}$.

Der Beweis erfolgt in mehreren Schritten. Zunächst definieren wir die Klasse der unverzerrten linearen Schätzer $\check{\boldsymbol{\beta}} = D\mathbf{y} + \mathbf{d}$. Aufgrund der Erwartungstreue wird verlangt, dass $\boldsymbol{\beta} = E(D\mathbf{y} + \mathbf{d}) = DX\boldsymbol{\beta} + DE\mathbf{u} + \mathbf{d}$ für alle $\boldsymbol{\beta}$ gilt. Wählen wir $\boldsymbol{\beta} = 0$, so folgt aus (b1) direkt, dass der Schätzer $\check{\boldsymbol{\beta}}$ genau dann erwartungstreu ist, wenn $DX = I$ und $\mathbf{d} = 0$ gelten. Um den besten Schätzer, jenen mit minimaler Varianz zu erhalten, muss $\Sigma_{\check{\beta}\check{\beta}}$ minimiert werden im Sinne der folgenden Ordnungsrelation.

$$A \leq B \iff B - A \geq 0$$

Um diese Minimierung durchzuführen werden zwei Zwischenergebnisse benötigt.

**Lemma 1.** *Sei* $\mathbf{z} = C\mathbf{y} + \mathbf{c}$, *wobei* $\mathbf{y}$ *eine Zufallsvariable mit* $E\mathbf{y}^2 = \Sigma_{yy}$ *ist, so gilt* $\Sigma_{zz} = C\Sigma_{yy}C'$.

**Lemma 2** (Zerlegungslemma). *Es gelte* $CX = L$ *und* $X$ *habe vollen Spaltenrang, so lässt sich* $CC'$ *folgendermaßen zerlegen:*

$$CC' = LX^+(LX^+)' + (C - LX^+)(C - LX^+)' \text{ mit } X^+ = (X'X)^{-1}X'$$

Lemma 1 wird durch einfaches Einsetzten und umformen gezeigt. Der Beweis wird etwa in Schmid und Trede (2006) durchgeführt. Das Zerlegungslemma folgt sofort durch Ausmultiplizieren der rechten Seite.

Aus $\breve{\boldsymbol{\beta}} = \boldsymbol{D}\mathbf{y} + \mathbf{d}$ und Lemma 1 folgt $\boldsymbol{\Sigma}_{\breve{\beta}\breve{\beta}} = \boldsymbol{D}\boldsymbol{\Sigma}_{yy}\boldsymbol{D}' = \sigma^2\boldsymbol{D}\boldsymbol{D}'$. $\boldsymbol{\Sigma}_{\breve{\beta}\breve{\beta}}$ wird also genau dann minimiert, wenn $\boldsymbol{D}\boldsymbol{D}'$ minimiert wird unter den Bedingungen $\boldsymbol{D}\boldsymbol{X} = \boldsymbol{I}$ und $\mathbf{d} = \mathbf{0}$. Aus dem Zerlegungslemma folgt aber $\boldsymbol{D}\boldsymbol{D}' = \boldsymbol{X}^+\boldsymbol{X}^{+'} + (\boldsymbol{D} - \boldsymbol{X}^+)(\boldsymbol{D} - \boldsymbol{X}^+)'$. Der erste Teil ist konstant, der zweite Teil verschwindet genau dann, wenn $\boldsymbol{D} = \boldsymbol{X}^+$ gilt. Daraus folgt, der Schätzer $\breve{\boldsymbol{\beta}} = \boldsymbol{D}\mathbf{y} + \mathbf{d}$ ist genau dann der beste lineare erwartungstreue Schätzer, wenn $\boldsymbol{D} = \boldsymbol{X}^+$ und $\mathbf{d} = \mathbf{0}$ gelten, womit der Satz von Gauss Markov für das klassische lineare Regressionsmodell bewiesen ist.

Die Varianz von $\hat{\boldsymbol{\beta}}$ kann leicht über Lemma 1 bestimmt werden.

$$\boldsymbol{\Sigma}_{\hat{\beta}\hat{\beta}} = \sigma^2(\boldsymbol{X}'\boldsymbol{X})^{-1}\boldsymbol{X}'\boldsymbol{X}(\boldsymbol{X}'\boldsymbol{X})^{-1} = \sigma^2(\boldsymbol{X}'\boldsymbol{X})^{-1}$$

Um den Satz von Gauss Markov auch für das verallgemeinerte Modell anwenden zu können, muss nur das transformierte lineare Modell geschätzt werden.

$$\hat{\boldsymbol{\beta}}^* = (\boldsymbol{X}^{*'}\boldsymbol{X}^*)^{-1}\boldsymbol{X}^{*'}\mathbf{y}^* = (\boldsymbol{X}'\boldsymbol{\Omega}^{-1}\boldsymbol{X})^{-1}\boldsymbol{X}'\boldsymbol{\Omega}^{-1}\mathbf{y}$$

Der transformierte Schätzer heißt verallgemeinerter kleinste Quadrate Schätzer oder Aitkenschätzen und wird als $\tilde{\boldsymbol{\beta}}$ geschrieben. Er ist der beste lineare unverzerrte Schätzer des verallgemeinerten Regressionsmodells. Der Beweis erfolgt analog zum Beweis von Gauss Markov.

# 3 Robuste Regression

Die Wahl der Parameter $\beta$ basiert auf den quadratischen Abständen der beobachteten und der geschätzten Werte. Liegen nun beobachtete Werte aufgrund von Messfehlern oder auch aus anderen Gründen weit abseits der restlichen Werte, so wird die Regressionsgerade durch das Quadrieren des Abstandes leicht zum Kippen gebracht.

Je nach Größe der Ausreißer können sie die Regressionsgerade so stark beeinflussen, dass sich sogar das Vorzeichen der Steigung ändert. Ein einfaches Beispiel für Aureißer wird in Abbildung 3.1 dargestellt. Abschnitt 4 geht genauer auf das Thema Ausreißer, deren Erkennung und Klassifikation ein. In diesem Abschnitt betrachten wir zunächst Möglichkeiten mit solchen Ausreißern umzugehen.

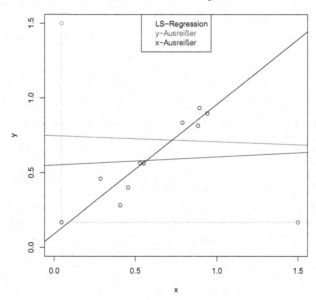

**Abbildung 3.1:** Auswirkungen von Ausreißern auf die LS-Regressionsgerade

## 3.1 Robustheit

Aufgrund derartiger Phänomene ist es in den Daten der Sozialversicherung von großer Bedeutung, robuste Methoden anzuwenden, die von Ausreißern nicht oder kaum beeinflusst werden. Mit dem Wesen robuster Verfahren und mit der Möglichkeit, den Grad der Robustheit zu messen, hat sich insbesondere Hampel (1971) auseinandergesetzt. Seine intuitive Beschreibung von Robustheit eines Schätzers für ein parametrisches Modell, welches einen zugrunde liegenden stochastischen Prozess beschreiben soll, fordert, dass kleine Änderungen in der Stichprobe nur kleine Änderungen im Schätzer bewirken.

Grundsätzlich gibt es drei mögliche Fehlerquellen in der Stichprobe.

   i  Rundungsfehler

  ii  systemische Stichprobenfehler

 iii  Fehler in der Wahl des Modells.

Alle drei Fehlertypen können über die Prokhorov Distanz, ein Distanzmaß zwischen Verteilungsfunktionen, beschrieben werden. Die Eigenschaften der Prokhorov Distanz und der Grund, warum Fehler in der Modellwahl gut über die Distanz beschrieben werden können wird, in Prokhorov (1965) diskutiert. Es entsteht die Möglichkeit, die Robustheit von Statistiken bzw. von Schätzfolgen $T_n$ sehr allgemein zu definieren.

**Definition 1.** *Eine Schätzfolge $T_n$ heißt robust für das Wahrscheinlichkeitsmaß $F$*

$$\Longleftrightarrow \ \forall \epsilon > 0 \ \ \exists \delta > 0 \ \ \forall G, \forall n :$$
$$\pi(F, G) < \delta \Rightarrow \pi(\mathcal{L}_F(T_n), \mathcal{L}_G(T_n)) < \epsilon,$$

*$G$ sei ein Wahrscheinichkeitsmaß, $\pi(F, G)$ die Prokorov Distanz zwischen $F$ und $G$ und $\mathcal{L}_F(T_n)$ bzw. $\mathcal{L}_G(T_n)$ das durch die $T_n$ unter $F$ bzw. unter $G$ induzierte Wahrscheinlichkeitsmaß.*

Die Definition der Robustheit sieht etwas umständlich aus, bietet aber durch die Konvergenzkonzepte aus der Arbeit von Prokhorov die Möglichkeit, unter gewissen Bedingungen leicht nachgewiesen zu werden. Einige dieser Konzepte werden in Hampel (1971) vorgestellt.

Die Robustheit selbst trifft jedoch noch keine Aussage über das Ausmaß der möglichen Fehler. Aus diesem Grund führt Hampel den Bruchpunkt ein.

**Definition 2.** *$T_n$ sei eine Schätzfolge. $\delta^*$ heißt Bruchpunkt von $T_n$ unter $F$ $\iff$ $\delta^* = \delta^*(T_n, F) = \sup\{\delta \leq 1 : \exists \text{ kompakte Menge } K(\delta) : \pi(F, G) < \delta \Rightarrow G(T_n \in K) \to 1, n \to \infty\}$*

Im Wesentlichen gibt der Bruchpunkt an, welcher Anteil der Daten fehlerbehaftet sein kann, so dass der Schätzer noch Informationen über die zugrunde liegende Verteilung preisgibt. Ein Problem dieses Bruchpunktes ist, dass er in seiner Konstruktion die asymptotische Entwicklung des Schätzers betrachtet. Das führt in weiterer Folge zu Problemen, weshalb hier die Definition nach Donoho und Huber (1983) für Bruchpunkte von Statistiken auf endlichen Stichproben eingeführt wird.

**Definition 3.** *$X$ sei eine n-dimensionale Stichprobe und $T$ eine Schätzfunktion. $\beta(m; T, X)$ sei $\sup_{X'} \|T(X') - T(X)\|$, wobei $X'$ fehlerbehaftete Stichproben mit $m$ fehlerhaften Zeilen sind. Die Fehler dürfen beliebig groß sein.*

$$\delta^*(T, \boldsymbol{X}) = \min\{m/n : \beta(m, T, \boldsymbol{X}) < \infty\}$$

Dieser Ansatz fordert im Wesentlichen, dass ein Fehleranteil, der kleiner als der Bruchpunkt ist, keine beliebig große Verzerrung des Schätzers hervorrufen kann.

Für die LS Regression ist der Bruchpunkt offensichtlich 0. Auch der erste Ansatz, Regressionen robuster zu machen, die $L_1$ Regression, bei der die Summe der Absolutwerte der Residuen minimiert wird anstelle der quadratischen Residuen, hat einen Bruchpunkt von 0. Die Methode ist zwar robust gegenüber $y$-Ausreißern, $x$-Ausreißer wirken jedoch als Hebelpunkte.

## 3.2 LMS-Regression

Rousseeuw (1984) führte eine Methode ein, die auf einen Ansatz von Hampel (1975) zurückgeht. Er schlug vor, anstelle der Summe der quadratischen Residuen den Median der quadratischen Residuen (LMS) zu minimieren.

$$\boldsymbol{\beta}_{LMS} = \arg\min_{\boldsymbol{\beta}} \operatorname{med}(\mathbf{y} - \boldsymbol{X}\boldsymbol{\beta})^2 \qquad (3.1)$$

Rousseeuw zeigt im Rahmen der Einführung des LMS Schätzers, unter sehr allgemeinen Bedingungen, dass Gleichung (3.1) lösbar ist und die Methode einen Bruchpunkt von $([n/2] - p + 2)/n$ hat, wobei $n$ für die Stichprobengröße, $p$ für den Rang von $X$, und $[.]$ für die Gauss Klammer steht. Damit hat der LMS Schätzer einen asymptotischen Bruchpunkt von 50%, den größtmöglichen Bruchpunkt. Ein Kritikpunkt am LMS Schätzer ist die Konvergenzgeschwindigkeit von $n^{-1/3}$. Im Allgemeinen stehen in der Sozialversicherung aber sehr große Datenmengen zur Verfügung, sodass die Konvergenzgeschwindigkeit kein großes Hindernis darstellt.

Relevant sind jedoch die Voraussetzungen, die notwendig sind, um die Lösbarkeit des Schätzers zu gewährleisten. Es wird immer angenommen, dass es keine vertikale Hyperebene gibt, die mehr als $[n/2]$ Punkte enthält. Wäre dies der Fall, so ist Gleichung (3.1) nicht lösbar wenn der Raum der Beobachtungen $E = sp((\mathbf{x}_1, y_1), ..., (\mathbf{x}_n, y_n))$, der Dimension $(p + 1)$, eine vertikale Hyperebene enthält, die mehr als $[n/2]$ der Beobachtungen $(\mathbf{x}_i, y_i)$ enthält. Das ist zwar eine sehr spezielle Problematik, sie ist aber insbesondere im Rahmen der Sozialversicherungsdaten nicht zu vernachlässigen. Die meisten der hier betrachteten Datensätze basieren auf Zähldaten. Angenommen, es werden Daten von Verordnungen einer Krankheit betrachtet, die homogen verläuft und nach einem einheitlichen Schema behandelt wird. Betrachten wir konkret die Behandlungen mit Antibiotika einer Infektion. Die Mehrheit der Patienten wird eine Verordnung erhalten und danach ihre Behandlung abschließen. In einfachen Modellen, betrachten wir etwa Verordnungen, Arztbesuche, Krankenstandstage und Krankenhausaufenthalte, so werden mehr als $[\frac{n}{2}]$ Patienten keinen Krankenhausaufenthalt aufweisen. Damit liegen diese Patienten in einer vertikalen Hyperebene von $E$. Der genaue Beweis für die Lösbarkeit des LMS Schätzers wird in Rousseeuw (1984) durchgeführt.

## 3.3 LTS-Regression

Ein alternativer, in Rousseeuw (1984) eingeführter, robuster Schätzer ist der Least Trimmed Squares (LTS) Schätzer. Er wird definiert über

$$\beta_{LTS} = \arg\min_{\theta} \sum_{1}^{h} (u^2)_i, \qquad (3.2)$$

wobei $(u^2)_i$ die aufsteigend nach der Größe geordneten quadratischen Residuen sind und $n/2 \leq h \leq n$ gewählt werden muss. Es werden also im Rahmen der Regressionsberechnung nur die $h$ kleinsten quadratischen Residuen miteinbezogen. Die Regression auf Basis der verbleibenden Daten verhalten sich wie der LS Schätzer. Das bezieht sich nicht nur auf Konvergenz sondern auch auf die asymptotische Effizienz. Das bietet den Vorteil, dass der LTS Schätzer wie $n^{-1/2}$ konvergiert.

Das Ausschließen jener Datenpunkte mit den größten Residuen führt auch zu einem offensichtlichen Bruchpunkt nach Donoho und Huber (1983) von $h/n$. Will man maximale Robustheit erreichen, so wählt man $h = [n/2]$, was wir im Folgenden auch machen.

Welcher der beiden Schätzer verwendet werden soll, kann nur durch die zugrunde liegenden Prozesse bzw. Daten begründet werden. Der LMS konvergiert langsamer, ist aber effizienter in der Berechnung. Der LTS hingegen erreicht jeden beliebigen Bruchpunkt, ist im allgemeinen intuitiver.

Die Voraussetzungen der Lösbarkeit des LMS Schätzers sind strenger als jene des LTS Schätzers. Der LTS Schätzer basiert auf einer Lösbarkeit der Normalgleichungen aus Abschnitt 2.1, welche immer gegeben ist. Für die Lösbarkeit des LMS Schätzers wird von Rousseeuw (1984) folgende Bedingung gefordert.

Angenommen $Y = ((\mathbf{x}_1, y_1), ..., (\mathbf{x}_n, y_n))'$ und $E$ sei der von den $Y$ aufgespannte Raum der Dimension $(p + 1)$. Es darf keine vertikale Hyperebene $H$ geben, die mindestens $[\frac{n}{2}]$ Elemente von $Y$ enthält. Eine vertikale Hyperebene ist hier ein Unterraum von $E$ der Dimension $p$, der $((0, ..., 0, 0), (0, ..., 0, 1))$ enthält.

Es kann gezeigt werden, dass die Lösbarkeit des LMS Schätzers äquivalent zur eindeutigen Lösbarkeit des LTS Schätzers ist.

**Beweis 1.** *Da $sp(Y) = sp(X) + sp(((0, ..., 0, 0), (0, ..., 0, 1))$ gilt, kann die Bedingung umformuliert werden. Es gibt keinen Unterraum von $sp(X)$, so dass mehr als $[\frac{n}{2}]$ Punkte enthalten sind. Wir nehmen zusätzlich an, dass $n > 2p$ gilt.*

*Der LS Schätzer ist eindeutig lösbar, wenn $X'X$ regulär ist. Das ist äquivalent zu $rg(X) = p$. Für den LTS Schätzer müssen die gleichen Bedingungen, für jede beliebige Auswahl von $h = [n/2]$ Datenpunkten aus $X$ gelten. Ist dies der Fall, so gibt es keine Auswahl von $[n/2]$ Punkte, die in einer Hyperebene von $sp(X)$ liegen, da eben diese Auswahl einen Rang kleiner $p$ hätte.*

Da wir nicht fordern, dass der Schätzer eindeutig lösbar ist, und zumindest in den verwendeten Daten keine Probleme betreffend der allgemeinen Lösbarkeit des LMS Schätzers gegeben sind, wären beide Verfahren anwendbar. Letztendlich wurde der LTS Schätzer ausgewählt, da für seine Berechnung ein schneller Algorithmus verfügbar ist (Koller und Stahel, 2011; Yohai, 1987).

## 3.4 M-Schätzer

Die M-Schätzer sind eine Klasse von robusten Schätzverfahren, eingeführt in Huber (1964), in denen $\hat{\beta}$ über

$$\hat{\beta} = \arg\min_{\beta} \sum_{i=1}^{n} \rho(r_i),$$

$r_i = (\boldsymbol{y} - \boldsymbol{X}\beta)_i/\sigma$ definiert ist bzw. über die Lösung von

$$\sum_{i=1}^{n} \psi(r_i)\boldsymbol{x}_i = 0,$$

mit $\psi(r_i) = \delta\rho(z)/\delta z$. Hier bezieht sich $\sigma$ auf die Standardabweichung der Residuen Als mögliches $\psi$ wird Tukey's biweight Funktion (Beaton und Tukey, 1974) verwendet.

$$\psi(r_i, c) = \begin{cases} r_i \left( (\frac{r_i}{c})^2 - 1 \right)^2, & |r_i| \leq c \\ 0, & \text{sonst} \end{cases}$$

Eine alternative Darstellung, die sicht später als geeigneter herausstellen wird, ist durch

$$\psi_{[bi]}(r_i, c) = w(r_i, c)r_i, \text{ mit } w(r_i, c) = \begin{cases} \left( (\frac{r_i}{c})^2 - 1 \right)^2, & |r_i| \leq c \\ 0, & \text{sonst} \end{cases} \tag{3.3}$$

gegeben.

Neben dem Schätzer über die Tukey's biweight Funktion ist auch der LTS-Schätzer ein spezieller M-Schätzer. Ein geeignetes $\rho$, das die Gewichte auf 0 bzw. 1 setzt, kann leicht gefunden werden werden:

$$\rho(r_i) = \begin{cases} r_i^2, & r_i \geq \text{med}(\boldsymbol{r}) \\ 0, & \text{sonst,} \end{cases} \tag{3.4}$$

mit $\boldsymbol{r} = (r_1, ..., r_n)'$.

Zu beachten ist, dass für die Bestimmung der $r_i$ eine Schätzung der Varianz notwendig ist. Auch hier empfiehlt sich natürlich eine robuste Schätzung. In Renaud und Victoria-Feser (2010) wird der robuste und effiziente S-Schätzer mit biweight Funktion (Rousseeuw und Yohai, 1984) empfohlen.

# 4 Diagnostik

Auf Basis des aufgestellten Regressionsmodells kann die Qualität der Regression bewertet werden. Dazu stehen Bestimmtheitsmaße wie der in Abschnitt 2.1.2 definierte $R^2$ Wert zur Verfügung. Gleichzeitig können hier auch Datenpunkte gefunden werden, die stark von der Regressionsgeraden abweichen.

In diesem Abschnitt sollen Ausreißer definiert werden. Anschließend werden grafische diagnostische Methoden vorgestellt, und zuletzt die Möglichkeit der Erkennung von Gruppierungen in den Daten inklusive einer alternativen Ausreißererkennungsmethode diskutiert.

## 4.1 Ausreißerklassifikation

Exakte Definitionen von Ausreißern hängen im Allgemeinen stark von direkten Bedingungen betreffend der Verteilung der Daten ab. Allgemeine Definitionen wurden etwa durch Hawkins (1980) formuliert. Er definiert Ausreißer als Beobachtungen, die so stark von anderen Beobachtungen abweichen, dass die den Verdacht hervorrufen, durch einen anderen zugrunde liegenden Prozess erzeugt worden zu sein. Eine alternative Möglichkeit wäre, einen Ausreißer als einen Punkt zu bezeichnen, der unter einer geeigneten Projektion aus den Daten hervorsticht. Die Problematik im Rahmen von multivariater Statistik ist jedoch, eine geeignete Projektion zu finden. Die Projektion auf jeweils zwei betrachtete, gemessene Größen wird im Allgemeinen nicht ausreichen.

Ein grundlegendes Konzept der Ausreißerklassifikation ist die Unterscheidung zwischen x-Ausreißern und y-Ausreißern. Abbildung 3.1 stellt in blau y-Ausreißer und in rot x-Ausreißer dar. Die y-Ausreißer basieren dabei auf einem beschreibenden Modell, in dessen Abhängigkeit der Modellfehler für Ausreißer besonders auffällig ist. Die x-Ausreißer hingegen fallen durch besondere Positionen im Raum der beschreibenden Beobachtungen auf.

In den Sozialversicherungsdaten treten immer wieder Phänomene auf, die zu Ausreißern führen. Das liegt teilweise an primitiven Gründen wie teilweise manueller Datenerfassung, bei der Daten falsch eingegeben werden. Ein weit verbreiteter Grund, der auch in den zur Verfügung gestellten Daten aufgetreten ist, sind Sammelnummern. Jedes Medikament und jede Leistung muss eindeutig einem Patienten zugeordnet werden. Dies ist aus unterschiedlichen Gründen oftmals nicht möglich. Um aber die Abrechnung korrekt durchführen zu können, wird z.B. eine fiktive Sozialversicherungsnummer verwendet, auf die alle nicht zuordenbaren Leistungen eines bestimmten Typs gebucht werden. Ein weiteres Beispiel, auf dessen Basis die angewendete Methode veranschaulicht wird, ist das Gegenüberstellen von DDDs und entstandenen Kosten. Die Daily Defined Dose (DDD), gibt die durch den Patienten theoretisch konsumierte Menge eines Wirkstoffs an. Diese Größe wird durch die WHO für jedes Medikament festgelegt. Obwohl sie bereits 1976 eingeführt wurde (Vergleich mit Public Health WHO) ist sie nicht für alle in Österreich zugelassenen Medikamente definiert. Das heißt, es entstehen Verordnungen, aber keine Kosten. Dadurch kommen teils große Ausreißer zustande, die aber nicht eindeutig identifizierbar sind. Der Grund dafür ist, dass die betroffenen Patienten unterschiedliche Medikamente konsumieren, deren DDDs teilweise definiert sind und teilweise nicht.

Ein gutes Beispiel, das einerseits die Problematik nicht vollständig befüllter DDDs veranschaulicht und gleichzeitig die Bedeutung des Einsatzes robuster Regression für Sozialversicherungsdaten zeigt, ist die Regression von Kosten für Heilmittel aus den verordneten DDDs. Abbildung 4.1 stellt die beiden Größen gegenüber. Das Beispiel wird in Abschnitt 4.1.1 genauer behandelt.

### 4.1.1 y-Ausreißer

Ausreißer werden häufig durch Betrachtung der kleinsten Quadrate Residuen abgeschätzt. Unsere Betrachtung der Regression unter Einfluss von Ausreißern zeigt jedoch, dass in Fällen, in denen die Regressionsgerade kippt, die Residuen der Ausreißer kleiner sind als die Residuen mancher guter Datenpunkte. Auch koordinatenweise Betrachtung muss nicht immer zum Ziel führen. Abbildung 3.1 veranschaulicht dieses Problem. Da y-Ausreißer aber immer auf dem betrachteten Modell basieren, führt ein schlechtes Modell auch zu schlechten Ergebnissen betreffend der y-Ausreißer, wie das Beispiel aus Abbildung 4.1 zeigt.

Um nicht nur den Datenpunkt mit dem größten Residuum zu sehen, sondern auch abschätzen zu können, ob es sich hier um einen Ausreißer handelt, werden zunächst die standardisierten Residuen eingeführt:

$$\hat{u}_i^* = \frac{\hat{u}_i}{\hat{\sigma}}, \tag{4.1}$$

$\hat{\sigma}$ ist die geschätzte Standardabweichung der Residuen.

Da die Residuen nach Modellannahme normalverteilt sind, sind die standardisierten Residuen standardnormalverteilt. Dadurch ist eine einheitliche Bewertung der Residuen möglich. Man muss zunächst festlegen, welcher Anteil von Ausreißern erwartet wird, und wählt die zugehörigen Quantile der Standardnormalverteilung als obere und untere Grenze für die Residuen aus. Gehen wir im Schnitt von einer 5% Ausreißerquote aus, so wählen wir die Grenzen mit $Z_{0.975} = 1.96$ und $Z_{0.025} = -1.96$. In der Regel wird die Schranke als $\pm 2.5$ gewählt, was einem Ausreißeranteil von etwa $1.25\%$ entspricht.

Abbildung 4.1 stellt die Summe der Kosten für Heilmittel pro Versorgungstag bzw. die Summe der DDDs pro Versorgungstag für alle Patienten, die Heilmittel aus dem ATC Code N05AX08 erhalten haben, dar. Abbildung (4.1a), links oben, zeigt offensichtliche Ausreißer mit niedrigen DDDs aber hohen Kosten. Es wurden alle drei eingeführten Regressionsmethoden verwendet. In blau wird die LS-Regression dargestellt. Die Auswirkungen der Ausreißer sind offensichtlich erkennbar. In grün bzw. rot werden die LMS-Regressionsgerade und die LTS-Regressionsgerade dargestellt, die beinahe identisch verlaufen und durch die Datenpunkte links oben nicht beeinflusst werden.

Für die LTS-Regression wurden zusätzlich alle Datenpunkte die im Rahmen der Berechnung verwendet wurden, rot dargestellt. Offensichtlich können die Datenpunkte gemäß unserer Robustheitsdefinition beliebige Positionen einnehmen ohne unsere Regressionsgerade zu beeinflussen.

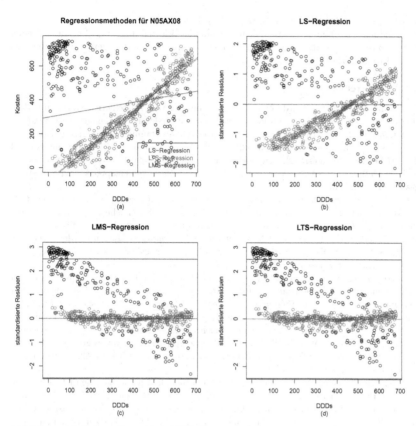

**Abbildung 4.1:** Robuste Regression auf SV-Daten

Die weiteren Darstellungen in Abbildung 4.1 stellen die standardisierten Residuen aus Gleichung (4.1) der einzelnen Regressionsgeraden dar. Auf der x-Achse werden weiterhin die DDDs aufgetragen, um die Datenpunkte in Bezug auf die Abbildung (4.1a) identifizieren zu können. Diese Darstellung macht nur dann Sinn, wenn nur eine beschreibende Variable verwendet wird, was im Allgemeinen nicht der Fall ist.

Abbildung (4.1b) bezieht sich auf die Residuen der LS-Regression. Wie in Abbildung (4.1a) ersichtlich, wird die LS-Regressionsgerade so stark von den Ausreißern beeinflusst, dass die Residuen der Ausreißer nicht mehr wesentlich größer sind als jene der potentiell guten Datenpunkte. Da die Datenpunkte in der $x$-Dimension nicht am Rand der Beobachtungen liegen sind sie offensichtlich als $y$-Ausreißer zu klassifizieren sind. Da aber ihre standardisierten Residuen in Bezug auf die LS-Regressionsgerade betragsmäßig kleiner als 2.5 sind, werden sie im Rahmen der LS-Regression nicht als solche erkannt.

Abbildung (4.1c) und (4.1d) stellen die standardisierten Residuen für die robusten Regressionsmethoden dar. Bei beiden Verfahren werden die auffälligen Datenpunkte als Ausreißer klassifiziert.

### 4.1.2 x-Ausreißer

Zu Beginn des Kapitels wurde eine lockere Definition von Ausreißern gegeben mit dem Hinweis, dass exakte Definitionen im Allgemeinen von direkten Bedingungen betreffend der Verteilung der Daten erfordern. Für die y-Ausreißer, im Rahmen des Regressionsmodells, sind dies die Bedingungen (a2) und (b2) betreffend der Verteilung der Fehler aus Kapitel 2.2. Solche Annahmen ermöglichen, wie im Rahmen der standardisierten Residuen gezeigt, einfache Methoden zur Ausreißererkennung über die Quantile von entsprechenden Statistiken des erklärenden Raums.

Im Gegenzug wird $X$ eine nicht-stochastische Natur unterstellt. Trotzdem basiert $X$ im Allgemeinen und insbesondere in unserem Fall der Sozialversicherungsdaten auf einer stochastischen Größe, deren Verteilung aber gänzlich unbekannt ist. Abgesehen davon gibt es keinen Grund, warum die Daten nicht die gleichen Fehler enthalten können wie der erklärende Anteil der Daten. Im Fall der Sozialversicherungsdaten werden sie mit den gleichen Methoden über die gleichen technischen Schnittstellen ausgewertet.

Starke Ausreißer in der $x$-Richtung werden als Hebelpunkte bezeichnet. Dabei wird noch nicht unterschieden, ob sie positive oder negative Auswirkungen auf das Modell haben. Ein Hebelpunkt, dessen $y$ Ausprägung günstig liegt, kann einem Modell zusätzliche Stabilität geben, da sich die LS-Regressionsgerade in der Regel nach dem Hebelpunkt ausrichtet. Genauso wird sich die Regressionsgerade aber auch nach einem schlechten Hebelpunkt ausrichten. Abbildung 4.2 veranschaulicht die Problematik und zeigt, warum es von großer Bedeutung ist, Hebelpunkte zu identifizieren und das Risiko zu erkennen, welches im Allgemeinen durch den LTS-Ansatz minimiert werden kann.

Gehen wir von einem multivariaten Fall aus, der auch fast immer gegeben ist, so ist eine geeignete Projektion von $X$ auf eine 2-dimensionale Ebene, die einen Ausreißer in den Daten erkennen lässt, nicht immer leicht zu finden. Insbesondere muss für jeden Ausreißer eine eigene Projektion gefunden werden. Daher benötigen wir Methoden zur Erkennung von $x$-Ausreißern.

Wir unterscheiden zwei Arten von Methoden. Einerseits betrachten wir Methoden, bei denen davon ausgegangen wird, dass den Daten eine Verteilung zugrunde liegt, und Verfahren ähnlich der Methodik von $y$-Ausreißern. Ein Standardverfahren der ersten Art benützt die Anwendung von Mahalanobis-Distanzen, die im 2-dimensionalen zu Toleranzellipsen führen. Die alternative Möglichkeit ist das Anwenden nicht-parametrischer Verfahren. Ein Beispiel hierfür wird in Abschnitt 5 eingeführt. Die quadrierte Mahalanobis-Distanz einer Beobachtung $x_i$ zum Zentrum $T(X)$ ist definiert als

$$MD^2(x_i, X) = (x_i - T(X))C(X)^{-1}(x_i - T(X))' \qquad (4.2)$$

Dabei ist $T(X)$ ein Lokations- und $C(X)$ ein Kovarianzschätzer von $X$. Werden das klassische Stichprobenmittel und die Stichprobenkovarianz für die Bestimmung der Mahalanobis-Distanz verwendet, so besteht wiederum ein Robustheitsproblem. Die Ausreißer

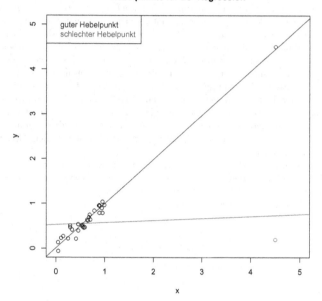

**Abbildung 4.2:** Vergleich guter und schlechter Hebelpunkte im univariaten Fall

verzerren unser Maß, das Ausreißer erkennen soll. Deshalb verwenden wir robuste Schätzer für $T(X)$ und $C(X)$. Wir wollen hier den MCD-Schätzer betrachten, wie er in Rousseeuw (1985) eingeführt wird. Der Lokationsschätzer $T(X)$ ist dabei das arithmetische Mittel jener $h$ Datenpunkte mit kleinstmöglicher Determinante der empirischen Kovarianzmatrix. Der Kovarianzschätzer wird über die Stichprobenvarianz eben dieser $h$ Datenpunkte, multipliziert mit einem Faktor, der die Konsistenz des Schätzers sicherstellt, bestimmt. Der Bruchpunktpunkt ist bei geeigneter Wahl von $h$ wie beim LTS-Schätzer 50%.

Da die quadratischen Mahalanobis-Distanzen $\chi_p^2$ verteilt sind, kann auf Basis der erwarteten Ausreißer mit $\sqrt{\chi_{p;1-\alpha}^2}$ eine Grenze gefunden werden, die alle Punkte mit größerer Mahalanobis-Distanz als Ausreißer klassifiziert.

Betrachten wir das Beispiel aus Abbildung 4.1 und gehen davon aus, dass sich $X$ durch die Kosten und durch die verordneten DDDs zusammensetzt. Abbildung 4.3 stellt 99% Toleranzellipsen dar. Im Fall einer bivariaten Normalverteilung soll eine Toleranzellipse also 99% der Beobachtungen enthaten. Auch wenn die Ausreißer intuitiv betrachtet richtig erkannt werden, so zeigt die Abbildung doch die wesentlichen Probleme.

Zunächst wird nicht zwischen Ausreißern und extremen Werten der Verteilung unterschieden. Ein Ansatz dies zu beseitigen wird durch Garrett (1989) in Form des $\chi^2$-Plots angeboten.

Dabei werden die robusten Mahalanobis-Distanzen gegen die Quantile der $\chi^2$ Verteilung geplottet. Dieser Zusammenhang sollte für normalverteilte Daten linearer Natur sein. Ausreißer können so von extremen Werten der Verteilung unterschieden werden und schrittweise entfernt werden. Nachdem ein Ausreißer entfernt wurde, wird eine neue robuste Mahalanobis-Distanz berechnet. Abbildung 4.4 stellt dem $\chi^2$ Plot nach entfernen von 10% der Ausreißer dar.

Ein nicht-iterativer Ansatz, der daher für große Datenmengen besser geeignet ist, wird in Filzmoser, Reimann und Garret (2005) diskutiert. Im Fall von normalverteilten Daten konvergiert die empirische Verteilungsfunktion gegen die Verteilungsfunktion der $\chi^2$ Verteilung. Das Supremum der Differenzen der empirischen Verteilungsfunktion zur theoretischen Verteilungsfunktion rechts eines festgelegten Quantils der $\chi^2$ Verteilung ist ein Maß für die Abweichung der beiden Verteilungen in deren Ausläufern. Über dieses Supremum und eine kritische Grenze werden angepasste Quantile definiert die eine geeignete Grenze bieten um Ausreißer zu erkennen.

Das zweite Problem ist, dass alle vorgestellten Methoden auf der $\chi^2$ Verteilung der Mahalanobis-Distanzen beruhen. Diese ist aber nur für normalverteilte Daten sinnvoll. In Abbildung 4.3 ist klar ersichtlich, dass unsere Daten nicht normalverteilt sind, was auch für den vollständigen betrachteten Datensatz nicht gilt.

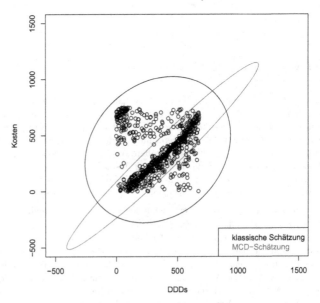

**Abbildung 4.3:** Vergleich klassische und robuste Schätzung

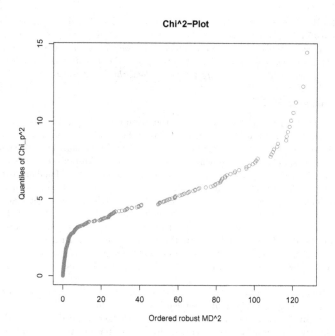

**Abbildung 4.4:** $\chi^2$ Plot für Abbildung 4.3 nach Entfernung von 10% der Ausreißer.

Ein zentrales Problem der Sozialversicherungsdaten ist, dass sich die Daten aus Untergruppen zusammensetzen. Ein Beispiel hierfür wäre die Betrachtung von Diabetespatienten, die sich aus Typ I und Typ II zusammensetzen. Wird nun versucht, die Ausreißer für einen solchen nicht normalverteilen Datensatz zu finden, so müssen die Daten erst transformiert werden. Es lässt sich aber im Allgemeinen keine Transformation finden, die für alle Untergruppen günstig ist. Die vorliegende Schiefe der Verteilung lässt sich meist nicht entfernen.

Aus diesem Grund ist es wichtig, wie in Abschnitt 8.2 gezeigt wird, die Daten geeignet zu gruppieren und für jede Gruppe eigene Regressionsmodelle aufzustellen. Solche Gruppierungen erfolgen in der Regel, sofern keine geeigneten offensichtlichen natürlichen Gruppen existieren, mit Hilfe von Clustermethoden, die in Abschnitt 5 vorgestellt werden.

## 4.2 Grafische Diagnostik

Es gibt verschiedene Möglichkeiten, die Qualität eines Regressionsmodells grafisch zu bewerten. Einige dieser Möglichkeiten sollen hier betrachtet werden. Dazu wird jeweils die LTS-Regressionsgerade aus Abbildung 4.1 verwendet. Wir erweitern hierfür das Beispiel aus Abbildung 4.1.

**Beispiel 1.** *Wir nehmen an, wir betrachten alle Patienten, die Verordnungen aus dem ATC Code N05AX08 (Risperidon) erhalten haben. Für diese Patienten wollen wir aus den logarithmischen Kosten für Antipsychotika, den logarithmischen Kosten für sonstige Medikamente und den logarithmischen Verordnungen die logarithmischen Kosten für Allgemeinmediziner schätzen. Abbildung 4.8 veranschaulicht das Beispiel.*

### Distance-Distance Plot

In Abschnitt 4.1.2 wurde die Mahalanobis-Distanz definiert und auf die Bedeutung einer robusten Schätzung eingegangen. Werden die Ausreißer aufgrund eines nicht-robusten Schätzverfahrens nicht als solche erkannt, weil sie im Verlauf des Verfahrens die Schätzung zu stark verzerren, so spricht man von einem Maskierungsefekt. Ein Distance-Distance Plot gibt nun Aufschluss über solche Maskierungspunkte. Es wird die klassische Mahalanobis-Distanz der robusten Mahalanobis-Distanz gegenübergestellt. Unter der Annahme normalverteilter Daten wird der Plot durch die Wurzel Quantile der $\chi_p^2$ Verteilung in vier Quartale geteilt. Links unten liegen die Datenpunkte, die sowohl unter der robusten, als auch unter der nicht-robusten Mahalanobis-Distanz als "gut"klassifiziert werden. Punkte rechts unten brauchen nicht beachtet werden. Links oben liegen die Punkte, die einen Maskierungseffekt bewirken. Sie werden unter der nicht-robusten Mahalanobis-Distanz als "gut", unter der robusten Schätzung als Ausreißer klassifiziert. Rechts oben bleiben schließlich die restlichen Ausreißer übrig.

Liegen die Punkte auf der Diagonalen, so entspricht die robuste Schätzung der klassischen und die Daten folgen genau einer multilateralen Normalverteilung.

Als Schätzer für die robuste Distanz wird der MCD Schätzer verwendet, der in Abschnitt 4.1.2 eingeführt wurde. Wir können erkennen, dass die Daten im Allgemeinen nahe einer Normalverteilung liegen, aber einige Ausreißer existieren, die auch einen Maskierungseffekt bewirken.

### Regression Diagnostic Plot

Diese Darstellung stellt die x-Ausreißer den y-Ausreißern gegenüber. Erste werden durch zu große robuste Mahalanobis-Distanzen definiert, zweitere durch große standardisierte Residuen, wie sie in Abschnitt 4.1.1 definiert wurden. Werden die beiden gegenübergestellt, so können die Hebelpunkte als gut oder schlecht klassifiziert werden. x-Ausreißer, die innerhalb der Schranken der Residuen, die über die Quantile der Standardnormalverteilung definiert werden, liegen, werden als gute x-Ausreißer definiert, Punkte außerhalb als schlechte x-Ausreißer. Zusätzlich werden auch jene Punkte gefunden, die reine y-Ausreißer sind.

Es werden einige y-Ausreißer mit ausschließlich negativen Residuen aber auch eine große Menge guter Hebelpunkte gefunden sowie eine kleine Gruppe schlechter Hebelpunkte.

### $\chi^2$-Plot

Der $\chi^2$ Plot wurde bereits in Abschnitt 4.1.2 eingeführt, und wir verwenden ihn hier, um die x-Ausreißer aus Abbildung 4.6 genauer klassifizieren zu können. Nach insgesamt 93 Ausreißern werden die restlichen potentiellen Ausreißer als Extremwerte der Verteilung interpretiert.

Abbildung 4.8 veranschaulicht den Zusammenhang zwischen den einzelnen Variablen. In rot werden alle erkannten Ausreißer über die Definition der zu großen Mahalanobis-Distanz dargestellt, zusätzlich mit einem Kreuz anstelle eines Kreises, die auch durch den $\chi^2$ Plot als Ausreißer klassifizierte Punkte sind. Rote Kreise sind also vermutlich Extremwerte der normalverteilten Daten.

## 4.3 Robustes Bestimmtheitsmaß

Um die Qualität der Schätzung eines linearen Regressionsmodells zu bewerten, ist das Bestimmtheitsmaß $R^2$ aus Abschnitt 2.1.2 das am häufigsten genutzte Maß. Auch wenn es nicht geeignet ist, um ein optimales Modell zu finden, so bietet es eine Möglichkeit, durch den durch das Modell erklärten Anteil, ein einfaches allgemein verständliches Maß.

In Renaud und Victoria-Feser (2010) wird der Korrelationskoeffizient genauer betrachtet und auf die Robustheit gegenüber Ausreißern eingegangen. Der Korrelationskoeffizient kann aus Gleichung (2.4) leicht umgeformt werden auf

$$R^2 = \frac{\sum(y_i - \bar{y})(\hat{y}_i - \bar{\hat{y}})}{\sqrt{\sum(y_i - \bar{y})^2 \sum(\hat{y}_i - \bar{\hat{y}})^2}} = 1 - \frac{\sum(y_i - \hat{y}_i)^2}{\sum(y_i - \bar{y})^2}, \tag{4.3}$$

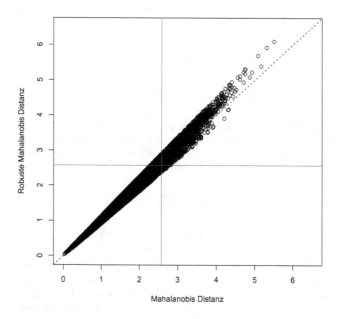

**Abbildung 4.5:** Distance-Distance Plot für Beispiel 1

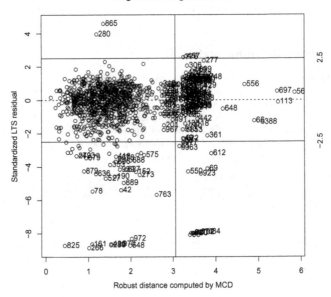

**Abbildung 4.6:** Regression Diagnostic Plot für Beispiel 1

wobei $\bar{y}$ für das Mittel der Schätzungen von $y$ steht. Der rechte Teil von Gleichung (4.3) kann mit Hilfe einer alternativen Distanzwahl robust gemacht werden, wie in Croux und Dehon (2003) gezeigt wird. So wird eine Klasse von $R_S^2$ definiert, die für verschiedene robuste Regressionsansätze jeweils ein robustes $R^2$ definiert.

$$R_{L_1}^2 = 1 - \left( \frac{\sum_{i=1}^{n} |y_i - x_i' \hat{\beta}_{L_1}|}{\sum_{i=1}^{n} |y_i - \mathrm{med}_i\, y_i|} \right)^2$$

$$R_{LMS}^2 = 1 - \left( \frac{\mathrm{med}_i\, |y_i - x_i' \hat{\beta}_{LMS}|}{SHORT} \right)^2$$

$SHORT$ in $R_{LMS}^2$ steht für die halbe Länge des kleinsten Intervalls, das die Hälfte der $y_i$ beinhaltet. Es bestehen Probleme mit dieser Klasse an $R_S^2$ Schätzern. Nehmen wir an, $X$ beinhaltet eine kategorische Variable, die aus zwei Gruppen besteht. Weiter nehmen wir an, es gibt keine Ausreißer und auch $y$ besteht aus den entsprechenden Gruppen. Dann wird bei genügend großem Unterschied zwischen den Gruppen der $SHORT$ Wert eine Gruppe die klein genug ist vollständig ausschließen, wodurch die totale Variabilität unterschätzt wird. Deshalb wird der $R_{LMS}^2$ fälschlich erhöht.

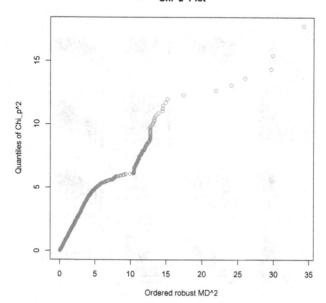

**Abbildung 4.7:** $\chi^2$ Plot für Beispiel 1

Aufgrund solcher Problematiken wird in Renaud und Victoria-Feser (2010) ein alternativer Schätzer

$$R_w^2 = \left( \frac{\sum_{i=1}^n w_i(y_i - \bar{y}_w)(\hat{y}_i - \bar{\hat{y}}_w)}{\sqrt{\sum_{i=1}^n w_i(y_i - \bar{y}_w)^2 \sum_{i=1}^n w_i(\hat{y}_i - \bar{\hat{y}}_w)^2}} \right)^2 \tag{4.4}$$

$$= 1 - \frac{\sum_{i=1}^n w_i(y_i - \hat{y}_i)^2}{\sum_{i=1}^n w_i(y_i - \bar{y}_w)^2} \tag{4.5}$$

vorgestellt. Dabei gilt $\bar{y}_w = \frac{1}{\sum w_i} \sum w_i y_i$ und $\bar{\hat{y}}_w = \frac{1}{\sum w_i} \sum w_i \hat{y}_i$. Die $w_i$ und $\hat{y}_i$ sind jene aus der robusten Regressionsmethode. Die Gleichheit von (4.4) und (4.5) ist ein zentraler Inhalt von Renaud und Victoria-Feser (2010). Insbesondere berücksichtigt werden die Gewichte aus der Tukey's biweight Funktion, aus Beaton und Tukey (1974), die in Abschnitt 3.4 eingeführt wurden. Verwenden wir $w_i = w(r_i, c)$ aus Gleichung (3.3), so erhalten wir einen geeignetes $R^2$ für den biweight M-Schätzer.

Wählen wir analog für die LTS-Regression $w_i = 1$ für alle Punkte die im Rahmen der LTS-Regression inkludierten Punkte und $w_i = 0$ sonst, so erhalten wir einen robusten Schätzer für $R^2$ im Rahmen der LTS-Regression.

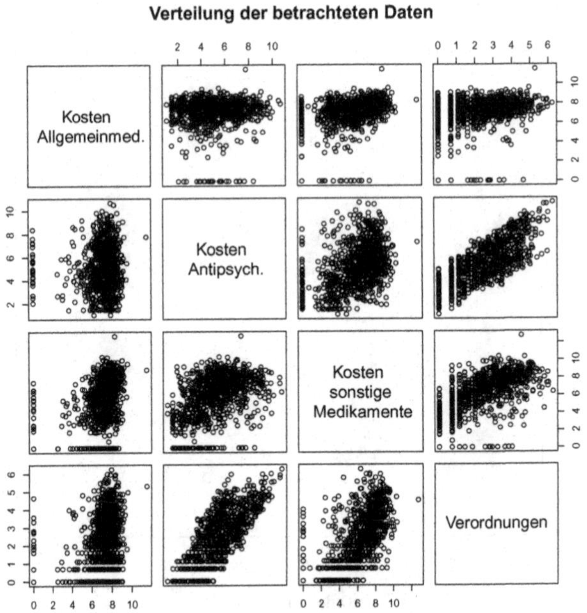

**Verteilung der betrachteten Daten**

**Abbildung 4.8:** Veranschaulichung der Verteilungen der betrachteten Variablen

Da der klassische $R^2$ Schätzer verzerrt ist, und der robuste Schätzer gleich bestimmt wird, empfiehlt es sich auch hier, einen adjustierten Schätzer zu verwenden um Unverzerrtheit zu erhalten. Renaud und Victoria-Feser (2010) führt dafür die Verallgemeinerung des adjustierten Schätzers (Theil, 1961) als unverzerrter Schätzer für den robusten $R_w^2$ ein,

$$R_{adj,w}^2 = 1 - (1 - R_w^2)\left(\frac{n-1}{n-p}\right),$$

mit $p = rg(\boldsymbol{X})$. Analog definieren wir den adjustierten $R_{LTS}^2$ mit

$$R_{LTS,adj}^2 = 1 - (1 - R_{LTS}^2)\left(\frac{n-1}{n-p}\right),$$

womit ein robuster unverzerrtes Bestimmtheitsmaß für die LTS Regression definiert ist.

# 5 Clusterverfahren

Clusterverfahren sind Methoden, die Objekte zu Gruppen zusammenfassen. Diese Gruppen können auf unterschiedlicher Basis gebildet werden und basieren auf einem Distanzmaß zwischen Objekten bzw. zwischen Gruppen. Das Ziel dieser Verfahren ist es, bessere Einblicke in die Datenstruktur zu erhalten bzw. natürliche Gruppen in den Daten zu finden. Die Anwendungen in der Sozialversicherung gehen vom identifizieren homogener Patientengruppen bis zum Analysieren und Klassifizieren von Vertragspartnern wie Krankenanstalten oder niedergelassenen Ärzten. Die gefundenen Cluster bieten über die Einblicke in die Datenstruktur auch die Möglichkeit, Aussagen über mögliche Ausreißer zu treffen. In Jiang, Tseng und Su (2001) wird eine Möglichkeit betrachtet, Ausreißer über Clusterverfahren zu bestimmen. Zu diesem Zweck werden Ausreißer als jene Cluster definiert, die klein sind und weit genug entfernt von den verbleibenden Punkten liegen. Bevor wir das vorgeschlagene Zwei-Phasen Verfahren genauer betrachten, gehen wir auf die möglichen Clustermethoden k-means und hierarchisches Clustern ein.

## 5.1 k-means Verfahren

Der k-means Algorithmus fällt unter die Gruppe der iterativen Partitionierungsmethoden und ist einer der am häufigsten verwendeten Clusteralgorithmen. Die Idee dazu wurde erstmals in Steinhaus (1957) erwähnt. Der verwendete Algorithmus wurde letztendlich von Hartigan und Wong (1979) entwickelt.

Es sollen die Objekte in $k$ Gruppen gefasst werden, wobei $k$ fest vorgegeben wird. Zunächst wird für jeden der $k$ Cluster ein Zentralobjekt festgelegt. Die restlichen Objekte werden nun jenem Zentralobjekt zugeordnet, das ihnen am nächsten liegt. Anschließend werden die Objekte so lange zwischen den Gruppen verschoben, bis ein Fehlermaß nicht weiter reduziert werden kann. Dieses Fehlermaß wird in der Regel und insbesondere hier als die Summe der quadratischen euklidischen Abstände aller Objekte zu ihrem Clusterzentrum definiert. Durch die zufällig gewählten Startpunkte werden jedoch nur lokale Optima gefunden. Die resultierenden Cluster hängen also von den gewählten Startpunkten ab.

Der Algorithmus wurde auf unseren Testdatensatz aus Abbildung 4.1 angewandt. Wir wissen, es gibt sicher Ausreißer links oben und wahrscheinlich Ausreißer rechts unten. Die Anzahl der Cluster muss also zumindest mit 3 gewählt werden und soll, da es sich bereits um sehr homogene Daten handelt, möglichst klein gewählt werden. Typische Ergebnisse von unterschiedlichen Clusterzahlen werden in Abbildung 5.1 dargestellt.

Ab einer Clusterzahl von $k = 3$ werden die Ausreißer links oben fast immer als eigener Cluster markiert. Ab $k = 4$ treten mehrere günstige oder auch ungünstige Möglichkeiten auf die für $k = 5$ in Abbildung 5.2 veranschaulicht. Die Ausreißer können weiter in mehrere Cluster zerfallen. Die Ausreißer rechts unten werden selten als eigener Cluster erkannt. Die Hauptdatenmenge zerfällt durch ihre längliche Form in mehre Gruppen.

Das Phänomen, dass die Ausreißer weiter zerfallen erscheint logisch, da die Menge an Ausreißern hoch ist, dadurch oft als Startpunkt gewählt wird, die Abstände aber höher sind als in den Hauptdaten. Die Ausreißer rechts unten sind sehr wenige. Dadurch ist es unwahrscheinlich, dass diese als eigener Cluster gewählt werden. Das ist auch ein grundlegendes Problem des k-means Algorithmus, wenn er für Ausreißererkennung verwendet werden soll. Die Wahrscheinlichkeit, einzelne Datenpunkte in eigene Cluster zu fassen, wird verschwindend gering. Das Problem, dass die länglichen Daten in mehrere Cluster zerfallen liegt daran, dass k-means durch das Minimieren der Summe der quadratischen euklidischen Abstände nach kugelförmigen Clustern sucht.

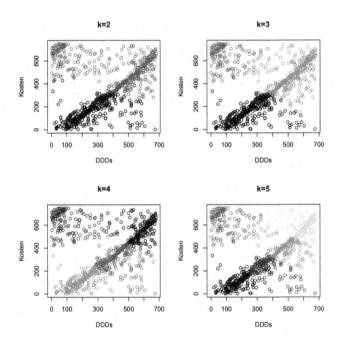

**Abbildung 5.1:** k-means - Clusterzahl

Gesamt gesehen ist der k-means Algorithmus für unsere spezifische Anwendung auf diesen speziellen Daten aus den oben genannten Gründen nicht gut geeignet.

## 5.2 Hierarchisches Clustern

Im Rahmen agglomerativer hierarchischer Clusterverfahren wird zunächst jedes Objekt als ein eigener Cluster definiert und die Abstände zwischen den Clustern berechnet. Anschließend werden iterativ jeweils die zwei Cluster mit dem kleinsten Unterschied zusammengefasst,

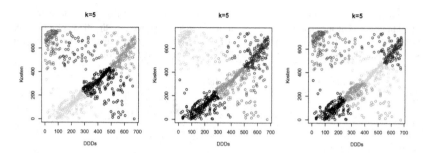

**Abbildung 5.2:** k-means - Startpunktauswahl

bis nur noch ein Cluster existiert. Nach jedem Schritt werden die Abstände zwischen den Clustern neu berechnet. Diese Berechnung erfolgt wiederum auf den ursprünglichen Distanzen die als Input verwendet wurden. Das angewandte Verfahren, basierend auf einem Algorithmus, vorgestellt in Murtagh (1985), bietet eine Reihe von Standardverfahren zur Berechnung der Unterschiede zwischen den Clustern. Je nach Wahl der Abstandsmessung können Clusterformen forciert werden und z.b. wie im k-means Verfahren kugelförmige Cluster erzeugt werden.

Ähnliche Ergebnisse liefert die complete-linkage Methode die den Abstand von Clustern $A$ und $B$ über

$$D_c(A, B) = \max\{d(a, b) : a \in A, b \in B\}$$

definiert. Das Gegenstück ist die single-linkage Methode. Verwendet wird der Abstand

$$D_s(A, B) = \min\{d(a, b) : a \in A, b \in B\}.$$

Hier tritt häufig das Phänomen auf, dass die Clusterstruktur nicht gut interpretiert werden kann. Nehmen wir an, zwei Cluster liegen nahe beieinander und überschneiden sich, so werden die Cluster durch die überschneidenden Punkte schnell miteinander verbunden und können bei ungünstiger Datenlage nicht mehr unterschieden werden.

Die Verknüfungen des single-linkage Verfahren entsprechen den Verbindungen eines Minimum Spanning Tree aus z.B. Kruskal (1956), wo ebenfalls ein effizienter Algorithmus zur Berechnung angeboten wird. Der wesentliche Unterschied ist, dass die Reihenfolge der Verknüpfungen im Rahmen des single-linkage Verfahren von Bedeutung ist, was die Effizienz der Bestimmung reduziert. Die Berechnungszeit moderner Algorithmen zur Bestimmung der single-linkage Clusterung verhält sich wie $O(n^3)$ bei $n$ Objekten, wie in Jain und Dubes (1988) gezeigt wird, während sie sich für einen Minimum Spanning Tree wie $O(n^2)$ verhält.

Häufig angewandt wird noch das average-linkage Verfahren über

$$D_{avg}(A, B) = \frac{1}{|A||B|} \sum_{a \in A, b \in B} d(a, b)$$

das als ein Mittelweg zwischen complete-linkage und single-linkage betrachtet werden kann. $|A|$ steht hier für die Anzahl der Elemente in $A$. In unserem Fall gibt es kaum Unterschiede zwischen dem Ergebnis des complete-linkage und des average-linkage Verfahren.

Dargestellt werden die Ergebnisse solcher Verfahren in Form von Dendrogrammen wie etwa Abbildung 5.3. Auf unterster Ebene werden die Einzelobjekte dargestellt, die nach oben hin zu immer größeren Gruppen verbunden werden. Die Sprunghöhe zwischen den Verbindungen ist dabei ein Maß für die Abstände zwischen den verbundenen Clustern.

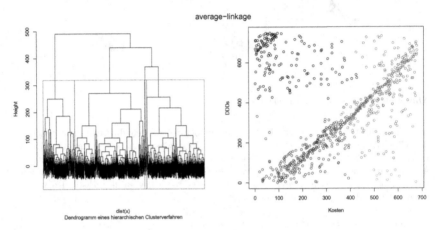

**Abbildung 5.3:** average-linkage Verfahren für Beispiel aus Abbildung 4.1

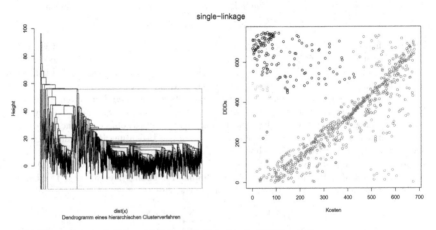

**Abbildung 5.4:** single-linkage Verfahren für Beispiel aus Abbildung 4.1

Die Ergebnisse von single-linkage und average-linkage werden in den Abbildungen 5.4 bzw. Abbildung 5.3 dargestellt. Jeweils links zeigt ein Dendrogramm die Zusammenführung der Cluster. Rechts wird im Scatterplot das Clusterergebnis dargestellt. Ein Kernproblem ist die Anzahl der gewählten Cluster. Im average-linkage Fall kann in diesem Fall durch das Dendrogramm noch leicht eine Entscheidung getroffen werden. Wir haben uns für 4 Cluster entschieden. Im single-linkage Fall jedoch tritt das oben erwähnte Problem auf und eine Entscheidung auf Basis des Dendrogramm ist kaum möglich. Daher wurde die Clusterzahl schrittweise erhöht. Das Ergebnis liefert viele kleine Ausreißergruppen und zwei große Gruppen, nämlich die guten Datenpunkte sowie die systematischen Ausreißer, die korrekte Anzahl der Cluster ist jedoch nur schwer zu bestimmen, insbesondere wenn intuitiv nicht mehr erkennbar ist, welche Objekte Ausreißer sind.

### 5.2.1 Ausreißererkennung durch 2-Phasen Clustering

In Jiang, Tseng und Su (2001) wird ein Ausweg zur Ausreißererkennung angeboten. Das Verfahren wird in zwei Phasen durchgeführt. In der originalen Version wird auf die euklidische Distanz zurückgegriffen. Wir werden eine allgemeine Distanz $d$ verwenden. Zunächst muss ein modifizierter k-means Algorithmus eingeführt werden, den wir als $k^+$-means bezeichnen werden, da im Rahmen des Verfahrens mehr als $k$ Cluster entstehen können. $k'$ wird die aktuelle Clusterzahl bezeichnen. Weiter wird eine maximale Zahl $k_{max}$ von Clustern festgelegt. In Jiang, Tseng und Su (2001) wird nicht auf günstige Größen für $k_{max}$ hingewiesen. Grundsätzlich hat die Einschränkung zwei Auswirkungen. Einerseits wird die Problematik zu nahe aneinander liegender Startpunkte entschärft, andererseits nimmt die Effizienz des folgenden Algorithmus mit steigendem $k_{max}$ deutlich ab. Ein kleines $k_{max}$ führt zu einer schlechteren Erkennung von Ausreißern. Werden Ausreißer nahe der guten Datenpunkte erwartet, so ist ein großes $k_{max}$ empfehlenswert.

In der ersten Phase wird wie im k-means Algorithmus zunächst eine feste Zahl von Clustern $k' = k$ ausgewählt und zufällige Startpunkte als Clusterzentren $C = \{z_1, ..., z_{k'}\}$ ausgewählt. Für die Clusterzentren $C$ wird die minimale Clusterdistanz

$$\min(C) = \min_{j \neq h} d(z_j, z_h) \tag{5.1}$$

sowie die minimale Distanz aller Objekte zu den Clusterzentren

$$\min(x_i, C) = \min_{z_j \in C} d(x_i, z_j), i = 1, ..., m \tag{5.2}$$

bestimmt, wobei $m$ die Anzahl der verbleibenden Datenpunkte ist. $x_{i_0}$ sei nun jener Datenpunkt mit kleinstem $\min(x_i, C)$. Gilt $\min(x_{i_0}, C) \leq \min(C)$, so wird der Punkt seinem nächsten Cluster zugeordnet. Ist dies nicht der Fall, so wird ein neues Clusterzentrum mit $z_{k+1} = x_{i_0}$ definiert und es gilt $k' = k + 1$. Wird die Höchstzahl an Clustern $k_{max}$ von $k'$ überschritten, so werden die Cluster mit geringstem Abstand zusammengefasst. Abschließend werden alle Distanzen neu bestimmt und ein neues $x_{i_0}$ gesucht.

In der zweiten Phase gehen wir davon aus, dass wir $k' \leq k_{max}$ Cluster haben mit Zentren $z_1, ..., z_{k'}$. Die Cluster bzw. deren Zentren werden als neue Nodes betrachtet die über einen Minimal Spanning Tree verbunden werden. Der Grund, warum ein Minimum Spanning Tree anstelle der single-linkage Methode verwendet wird, liegt rein an der höheren Effizienz. Wir nehmen also an, wir haben einen Baum, der die Nodes miteinander verknüpft. Der jeweils längste Ast wird getrennt und die beiden Unterbäume werden betrachtet. Jener

Unterbaum mit weniger Nodes bzw. $k^+$-Clustern wird als Ausreißerbaum definiert. Mit dem nicht-Ausreißerbaum wird weiter verfahren, bis $k$ Bäume entstanden sind.

Als Hinweis auf die Clusterzahl $k$ wird auf den Davies-Bouldin Index aus Davies und Bouldin (1979) verwiesen, über den die gewählte Anzahl optimiert werden kann. Der Davies-Bouling Index hängt im wesentlichen von den Abständen innerhalb der Cluster und Abstände zwischen den Clustern ab. Er ist definiert als

$$DB = \frac{1}{n} \sum_{i=1}^{n} \max_{i \neq j} R_{i,j}, \tag{5.3}$$

wobei $R_{i,j} = \frac{S_i + S_j}{M_{i,j}}$ gilt. $S_i$ ist dabei ein Maß für die Streuung innerhalb des Clusters und $M_{i,j}$ ein Maß für die Abstände zwischen den Clustern. Ein zentrales Problem solcher Maße ist, dass sie stark abhängig von den gewählten Distanzen ist.

Wir betrachten an dieser Stelle eine Abwandlung des vorgestellten Algorithmus. Der Grund für die k-means Clusterung, vor Betrachtung des Minimum Spanning Trees, liegt vor allem an dem Ursprung des Algorithmus. Er ist für sehr große Datenmengen entwickelt worden. In unseren Datensätzen stehen jedoch zumeist nur wenige tausend Patienten zur Verfügung. Daher betrachten wir jeden Patienten als eigenen Cluster und steigen direkt in Phase 2 ein. Der zu dem Beispiel aus Abbildung 4.1 zugehörige Minimum Spanning Spanning Tree wird in Abbildung 5.5 dargestellt. Es sind zwei Cluster gut erkennbar, sowie eine Menge Datenpunkte die wahrscheinlich als Ausreißer klassifiziert werden können. Die große Problematik bleibt durch die Wahl von $k$ bestehen bzw. durch die Wahl einer Länge von Ästen, die abgetrennt werden sollen.

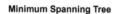

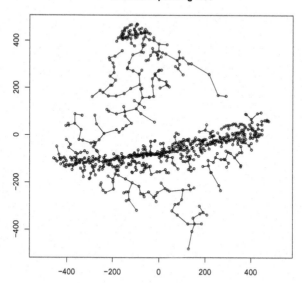

**Abbildung 5.5:** Minimum Spanning Tree für Beispiel aus Abbildung 4.1

# 6 Generalized Linear Models

Bisher wurden nur die klassischen linearen Regressionsmodelle betrachtet, in denen die Modelle einen normalverteilten Fehler voraussetzten. Es gibt eine Reihe von Ansätzen, welche die Annahmen über die Fehler erweitern. So kann etwa eine alternative Verteilung angenommen werden, wie in der Probit Analysis, wo wir von bivariat verteiltem $Y$ ausgehen. In diesem Abschnitt soll für die Modellklasse der linearen Regressionsmodelle ein verallgemeinerter Ansatz nach Nelder und Wedderburn (1972) eingeführt werden, der einen einheitlichen Lösungsansatz, basierend auf der Likelihood Schätzung, eingeführt in Finney (1952), bietet.

## 6.1 Maximum Likelihood Prinzip

Das Maximum Likelihood Prinzip ist einer der häufigst verwendeten Ansätze bei der Schätzung von Verteilungen bzw. deren Parameter. Hier soll das Maximum Likelihood Prinzip allgemein nach McLachlan und Peel (2000) eingeführt werden.

Wir nehmen an, wir kennen eine Dichtefunktion $f(\boldsymbol{y}_i, \boldsymbol{\theta})$ des Zufallsvektor $\boldsymbol{Y}_i$ bis auf den Parameter $\boldsymbol{\theta}$. Eine Schätzfunktion für $\boldsymbol{\theta}$ erhalten wir über die Ableitung und Nullsetzen der Likelihoodfunktion $L$ bzw. die log-Likelihoodfunktion $l$,

$$\frac{\partial L}{\partial \boldsymbol{\theta}} = 0 \qquad (6.1)$$

bzw.

$$\frac{\partial l}{\partial \boldsymbol{\theta}} = 0, \qquad (6.2)$$

wobei

$$L(\boldsymbol{\theta}) = \prod_{j=1}^{n} f(\boldsymbol{y}_i; \boldsymbol{\theta}),$$

$$l(\boldsymbol{\theta}) = \ln \prod_{j=1}^{n} f(\boldsymbol{y}_i; \boldsymbol{\theta}) = \sum_{j=1}^{n} \ln f(\boldsymbol{y}_i; \boldsymbol{\theta}),$$

für die Likelihoodfunktion bzw. die log-Likelihoodfunktion steht, unter der Annahme, dass alle $\boldsymbol{y}_i$ unabhängig sind. Der Maximum Likelihood Schätzer $\boldsymbol{\theta}_{ML}$ ist jenes $\boldsymbol{\theta}$, das $L(\boldsymbol{\theta})$ oder $l(\boldsymbol{\theta})$ maximiert, bzw. das die Gleichungen (6.1) bzw. (6.2) löst. Da der Logarithmus eine stetige, monoton wachsende Funktion ist, sind die beiden Probleme äquivalent.

Im Rahmen der Einführung von *generalized linear models* in Nelder und Wedderburn (1972) wird angenommen, dass $Y$ nur abhängig von $\boldsymbol{\theta}$ ist. Weiter nehmen wir an, dass die Dichte von $Y$ der Form

$$f(\boldsymbol{y}; \boldsymbol{\theta}) = s(\boldsymbol{y})t(\boldsymbol{\theta})e^{a(\boldsymbol{y})b(\boldsymbol{\theta})}, \qquad (6.3)$$

mit bekannten Funktionen $a$, $b$, $s$ und $t$ ist. Diese Form von Dichtefunktionen lässt sich schreiben als

$$f(\boldsymbol{y};\boldsymbol{\theta}) = exp[a(\boldsymbol{y})b(\boldsymbol{\theta}) + c(\boldsymbol{\theta}) + d(\boldsymbol{y})]. \qquad (6.4)$$

Man spricht von der Familie der Exponentialverteilungen, zu der viele gängige und ausführlich untersuchte Verteilungen gehören, wie zum Beispiel die Binomalverteilung, Poissonverteilung, Normalverteilung, Betaverteilung, etc. An dieser Stelle ist auch die Bedeutung der log-Likelihoodfunktion klar ersichtlich, da die log-Likelihoodfunktion einer Exponentialfamilie anstelle des Produktes die Summe der $\ln[a(\boldsymbol{y})b(\boldsymbol{\theta}) + c(\boldsymbol{\theta}) + d(\boldsymbol{y})]$, also die Summe der bekannten Funktionen $a$, $b$, $s$ und $t$ stehen hat.

Ein wesentlicher Vorteil dieser Verteilungsfunktionen ist, dass die Ableitungen leicht allgemein bestimmt werden können. Im Rahmen der Bestimmung des Maximum Likelihoodschätzers $\boldsymbol{\theta}_{ML}$ benötigen wir die ersten beiden Ableitungen der Likelihoodfunktion, die aus den Ergebnissen aus Kendall und Stuart (1967) über Lehmann (1959) direkt bestimmt werden können. Die genaue Herleitung der Darstellungen der Ableitungen, über die der Maximum Likelihoodschätzer bestimmt wird, wird in Nelder und Wedderburn (1972) durchgeführt.

## 6.2 Verallgemeinertes lineares Modell

Basierend auf dem Ansatz von Nelder und Wedderburn (1972) wurden die verallgemeinerten Regressionsmodelle weiterentwickelt. Dieser Abschnitt soll einen Überblick über die verwendeten Konzepte auf Basis von Dobson (2002) und Fox (2008) geben.

Ein *generalized linear model* (GLM) besteht in der Definition nach Fox (2008) aus drei Komponenten.

1. Einer zufälligen Komponente. Die $n$ unabhängigen Beobachtungen $Y_i$ stammen aus der gleichen Verteilung. Im Originalwerk von Nelder und Wedderburn (1972) wurde diese Verteilung auf die Familie der Exponentialverteilungen eingeschränkt. Diese Annahme wurde in fortführenden Arbeiten auf allgemeinere Verteilungen erweitert, bis hin zu einer nicht definierten Verteilung für $Y_i$.

2. Ein linearer Schätzer

$$\eta_i = \alpha + \beta_1 X_{i1} + ... + \beta_k X_{ik}.$$

Die $X_{ij}$ sind hier wie im Rahmen der multiplen linearen Regression vordefiniert. Sie können beschreibende Variablen beinhalten, wie auch Transformationen solcher Variablen oder auch Dummy Variablen (z.B. Suits, 1957).

3. Eine stetige invertierbare Link Funktion $g(.)$, die den Erwartungswert der $Y_i$, $E(Y_i) = \mu_i$ mit dem linearen Schätzer verbindet.

$$g(\mu_i) = \eta_i = \alpha + \beta_1 X_{i1} + ... + \beta_k X_{ik}$$

Die Eigenschaften von $g(.)$ aus Punkt 3 ermöglichen eine alternative Betrachtungsweise des GLM. Durch die Existenz der Inversen von $g(.)$, kann das Modell als

$$\mu_i = g^{-1}(\eta_i) = g^{-1}(\alpha + \beta_1 X_{i1} + ... + \beta_k X_{ik})$$

**Tabelle 6.1:** Häufige Link Funktionen (Table 15.1 aus Fox, 2008)

| $Link$ | $\eta_j = g(\mu_i)$ | $\mu_i = g^{-1}(\eta_i)$ |
|---|---|---|
| Indentität | $\mu_i$ | $\eta_i$ |
| Log | $\ln \mu_i$ | $e^{\eta_i}$ |
| Inverse | $\mu_i^{-1}$ | $\eta_i^{-1}$ |
| Square-root | $\sqrt{\mu_i}$ | $\eta_i^2$ |
| Logit | $\ln \frac{\mu_i}{1-\mu_i}$ | $\frac{1}{1+e^{-\eta_i}}$ |
| Probit | $\Phi^{-1}(\mu_i)$ | $\Phi(\eta_i)$ |

geschrieben werden. Das liefert eine Interpretation des GLM als nichtlineares Regressionsmodell für $E(Y)$. In diesem Zusammenhang wird $g^{-1}(.)$ als *mean function* bezeichnet. Tabelle 6.1 gibt eine kleine Übersicht über häufig verwendete Link Funktionen und deren Inverse. Dabei wird insbesondere auf die Logit und Probit Funktion hingewiesen. Diese Link Funktionen sind ein Spezialfall von GLM, in denen von kategorischen erklärten Variablen ausgegangen wird, und sie stellen eine zentrale Anwendung der GLM Theorie dar.

In der österreichischen Sozialversicherung haben kategorische Variablen in den letzten Jahren stark an Bedeutung gewonnen. Es wurden Konzepte entwickelt, um spezifische Personengruppen zu fördern bzw. zu entlasten. Ein Beispiel dafür wäre etwa die 2008 eingeführte Rezeptgebührenobergrenze (REGO). Alle Personen, die mehr als 2% ihres Jahresnettoeinkommens für Rezeptgebühren aufwenden, brauchen danach, für den Rest des Jahres, keine Rezeptgebühren mehr zu zahlen. Nach der Einführung der Grenze gab es starke Unterschiede zwischen der erwarteten Personenzahl und der tatsächlichen Personenzahl, die REGO in Anspruch genommen haben. In den folgenden Analysen wurde eine Vielzahl von kategorischen Variablen eingeführt um die Patientenpopulationen besser klassifizieren zu können.

Ein weiteres Problem, dessen wir uns in Abschnitt 6.2.1 mit Hilfe des Logit Ansatzes annehmen wollen, ist das Problem, Patieten in billige und teure Patienten zu klassifizieren. Neben der Unschärfe der Formulierung der Begriffe billig und teuer, auf die nicht in dieser Arbeit eingegangen werden soll, gilt es, möglichst zeitnah Patienten klassifizieren zu können.

Ein zentrales Problem der Klassifikation ist es, sicherzustellen, dass die Wahrscheinlichkeit $\pi = \alpha + \beta_1 X_{i1} + ... + \beta_k X_{ik}$, der Zugehörigkeit von $Y$ zu einer Kategorie auf das Intervall $[0,1]$ abbildet. Es stellt sich heraus, dass jede kumulative Wahrscheinlichkeitsverteilung diese Bedingung erfüllt (Fox, 2008).

Das Modell kann also als

$$\pi_i = P(\eta_i) = P(\alpha + \beta_1 X_{i1} + ... + \beta_k X_{ik})$$

geschrieben werden. Optimalerweise wird P so gewählt, dass eine Inverse existiert, sodass

$$P^{-1}(\pi_i) = \eta_i = \alpha + \beta_1 X_{i1} + ... + \beta_k X_{ik}$$

gilt. Häufig wird P als die Verteilungsfunktion der Standard-Normalverteilung bzw. der Logistischen Verteilung gewählt.

$$\Phi(z) = \frac{1}{\sqrt{2\pi}} \int_{-\infty}^{z} \exp\left(-\frac{1}{2}z^2\right) dz \tag{6.5}$$

$$\Delta(z) = \frac{1}{1 + e^{-z}} = \frac{e^z}{1 + e^z} \tag{6.6}$$

Unter Verwendung von (6.5) spricht man von einem Probit Modell,

$$\pi_i = \Phi(\alpha + \beta_1 X_{i1} + \dots + \beta_k X_{ik})$$

$$= \frac{1}{\sqrt{2\pi}} \int_{-\infty}^{\alpha + \beta_1 X_{i1} + \dots + \beta_k X_{ik})} \exp\left(-\frac{1}{2} Z^2\right) dZ, \tag{6.7}$$

unter Verwendung von (6.6) von einem Logit-Modell, bzw. von logistischer Regression

$$\pi_i = \Delta(\alpha + \beta_1 X_{i1} + \dots + \beta_k X_{ik})$$

$$= \frac{1}{1 + \exp(-(\alpha + \beta_1 X_{i1} + \dots + \beta_k X_{ik}))}$$

$$= \frac{\exp(\boldsymbol{x}_i'\boldsymbol{\beta})}{1 + \exp(\boldsymbol{x}_i'\boldsymbol{\beta})}, \tag{6.8}$$

mit $\boldsymbol{x}_i' = (1, X_{i1}, \dots, X_{ik})$, und $\boldsymbol{\beta} = (\alpha, \beta_1, \dots, \beta_k)'$.

### 6.2.1 Logit-Regression

Ob mit dem Probit oder dem Logit-Modell gearbeitet wird macht für die Ergebnisse keinen wesentlichen Unterschied. Wie Abbildung 6.1 zeigt, sind die Verteilungsfunktionen nach Normierung der Varianz nahezu ident.

Es gibt aber einfache praktische Vorteile des Logit-Modells. Zunächst bietet Gleichung (6.8) eine wesentlich einfachere Form an, als Gleichung (6.7), sodass die Berechnung des Logit-Modells effizienter durchgeführt werden kann.

Für einen weiteren Vorteil verweisen wir auf Dobson (2002), wo das Konzept ausführlicher beschrieben wird. Aus Gleichung (6.8) kann durch einfache Umformungen die Link-Funktion aus Tabelle 6.1

$$\ln\left(\frac{\pi_i}{1 - \pi_i}\right) = \alpha + \beta_1 X_{i1} + \dots + \beta_k X_{ik} \tag{6.9}$$

rekonstruiert werden. Für das Logit-Modell wird der Ausdruck auch Logit-Funktion genannt und hat die Interpretation des Logarithmus der Chance, dass der Fall $Y_i = 1$ eintritt. Die Schätzung von $\boldsymbol{\beta}$ erfolgt, wie bei verallgemeinerten linearen Modellen üblich, über die Maximum Likelihoodschätzung aus Abschnitt 6.1. Dazu nutzen wir das Modell in seiner Form aus Gleichung (6.8) und betrachten die partiellen Ableitungen der log-Likelihoodfunktion. Nullsetzten führt zu einem Gleichungssystem, für das in Fox (2008) ein Algorithmus geliefert wird, der über die Newton-Rhapson Methode eine Lösung findet. Wir gehen also davon aus, den Maximum-Likelihood Schätzer für das Logit Modell bestimmen zu können, sofern nicht folgender Sonderfall vorliegt.

Sind die Daten *separierbar*, so versagt der obige Algorithmus, da die $\beta_i$ $\pm\infty$ annehmen. Ist $X$ eindimensional, so heißen die Daten separierbar, wenn es ein konstantes $C$ gibt, sodass $Y = 1$ für alle $X < C$, und für $Y = 0$ alle $X \geq C$ gilt, oder umgekehrt. Höherdimensionale $X$ heißen separierbar, wenn es eine Hyperebene von $X$ gibt, die X so teilt, dass sie alle Elemente nach ihrer Kategorie teilt. In solchen Fällen existiert die triviale Lösung des Problems, alle Elemente entlang der Hyperebene zu klassifizieren.

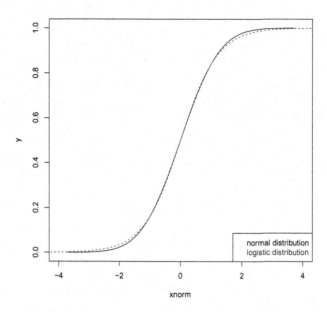

**Abbildung 6.1:** Vergleich Normalverteilung mit Logistischer Verteilung nach Figure 14.3 aus Fox (2008)

# 7 Besondere Datenphänomene

Die Anwendung der vorgestellten Methoden soll auf Basis von Daten der österreichischen Sozialversicherungsträger durchgeführt werden. Aus diesem Grund wird in diesem Abschnitt auf zwei, in den zur Verfügung stehenden Daten besonders häufig auftretende Phänomene eingegangen. Im Rahmen der durchgeführten Anwendungen bereiten diese Phänomene kein Problem, weshalb nur Hinweise gegeben werden, wie damit umgegangen werden kann ohne die Modelle im Detail zu analysieren.

## 7.1 Zähldaten

In der Regel stehen den Österreichischen Sozialversicherungsträgern Daten zur Verfügung, in denen Anzahlen von Verordnungen, Arztbesuchen, Operationen etc. untersucht werden. In solchen Daten sind die Annahmen der klassischen Regression offensichtlich verletzt, da der Fehler der diskret verteilten Daten offensichtlich nicht normalverteilt ist. Die Problematik ist, dass die Daten nicht immer als Zähldaten erkannt werden, da zumeist Kennzahlen verwendet werden, die entweder gewichtete Zähldaten enthalten oder Verhältnisse von Zähldaten.

Ein Beispiel für erstere Gruppe sind die Kosten, die in der Sozialversicherung immer über Preis mal Anzahl an Leistungen bestimmt werden oder auch Verordnete DDDs, welche über Anzahl der Verordnungen mal zugehörige DDDs entstehen. Zweitere Gruppe beinhaltet Größen wie Frequenzen, der Anzahl der behandelten Patienten pro Arzt in Krankenanstalten oder einfach die Anzahl an unterschiedlichen Medikamenten eines Patienten pro Behandlungstag.

Viele der vorgestellten Methoden benötigen, wie gezeigt wurde, normalverteilte Daten. Die transformierten Zähldaten können in der Regel so transformiert werden, dass sie annähernd normalverteilt sind. Für reine Zähldaten gilt dies nicht. Unterscheiden wir Clusterverfahren von Regressionsmethoden, so können die Clusterverfahren leicht adaptiert werden. Jedes Clusterverfahren beruht auf einer Distanzmessung, welche die Unterschiede zwischen Objekten misst. Empfohlene Maße für Zähldaten sind etwa das $\chi^2$-Maß oder das $\Phi^2$-Maß (z.B. Keating, Mason und Sen, 1993).

Im Fall von Regressionsmodellen muss genau überlegt werden, was betrachtet wird. Liegen nur die beschreibenden Daten $X$ als Zähldaten vor, so ist das noch kein Problem. Besteht auch $Y$ aus Zähldaten, so ist die Poisson Regression, ein weiteres spezifisches verallgemeinertes Regressionsmodell, in dem davon ausgegangen wird, dass $Y$ Poisson-verteilt ist, das Standardverfahren. Wollen wir etwa die Anzahl der Krankenhausaufenthalte oder Arztkontakte für unsere Patienten auf Basis ihrer Medikation schätzen, so ist ein solches Modell zielführend.

Ein häufig auftretender Effekt im Rahmen von Poisson-Regressionen ist, dass die Varianz der zugrundeliegenden Daten, die Varianz der theoretischen Poisson-Verteilung übersteigt. Dabei ist zu beachten, dass die Varianz der Poisson Verteilung nicht unabhängig vom Mittel angepasst werden kann. In solchen Fällen spricht man von *overdispersion*. Ein Ansatz, mit diesem Problem umzugehen, wird z.B. in McCullagh und Nelder (1989) mit dem negativen Binomialmodell gegeben. Dabei ist zu beachten, dass die allgemeinen Lösungsansätze für Exponentialfamilien hier nicht gelten, jedoch weiterhin eine Lösung über die Maximum-Likelihoodschätzer gefunden werden kann.

## 7.2 Zero-Inflated Poisson Regression

Betrachten wir den Ansatz, die Anzahl der Arztkontakte von Patienten auf Basis ihrer Medikation zu schätzen, genauer. Ein großer Anteil der betrachteten Personen wird in der Regel keinen Arztkontakt aufweisen. Das ist insbesondere einer der Fälle, in denen *overdispersion* auftritt. Der Grund ist folgender: Wir nehmen an, wir betrachten eine Krankheit, die mit einer bekannten Häufigkeit zu Arztkontakten, etwa zu Kontrollterminen führt. Jetzt gibt es zwei Möglichkeiten, warum Patienten keinen Kontakt zu einem Arzt gehabt haben. Entweder, sie benötigen die Kontrolltermine nicht bzw. nehmen sie nicht wahr, oder sie besuchen eine Tagesambulanz eines Krankenhauses. Die Problematik im zweiten Fall ist, dass die Patienten in den Tagesambulanzen nicht vom System erfasst werden, da sie nicht abrechnungsrelevant sind.

Für solche Situationen wurde u.a. durch Lambert (1992) das Modell der *zero-inflated Poisson regression* (ZIP) entwickelt. Dabei handelt es sich um ein Modell, das aus zwei Schritten besteht. Zunächst wird eine logistische Regression angewandt, um die Zugehörigkeit der 0-Datensätze, zu den beiden Gruppen zu schätzen. Anschließend wird die Poisson Regression genutzt, um die ursprünglich gesuchte Variable zu beschreiben.

Insgesamt stellt sich dadurch die Verteilung von $Y_i$ folgendermaßen dar, unter der Annahme, dass die Wahrscheinlichkeit auf 0-Daten aufgrund von Behandlungen in Tagesambulanzen gleich $\pi_i$ ist:

$$P(Y_i = 0) = \pi_i + (1 - \pi_i)e^{-\lambda_i}$$

$$P(Y_i = k) = (1 - \pi_i)e^{-\lambda_i}\frac{\lambda_i^k}{k!}$$

mit $k$ gleich der Anzahl der Behandlungen und $\lambda_i$ der Adjustierungsparameter der Poisson Verteilung.

Insgesamt erhält man eine komplexere Variante der Poisson-Regression, in welcher die Parameter der logistischen Regression und der Poisson-Regression gleichzeitig über das Maximum Likelihood Prinzip geschätzt werden.

# 8 Anwendungen multivariater Methoden auf SV-Daten

In Abschnitt 1 wurde ein Überblick über die vorhandenen Daten und die Problemstellung gegeben. Insbesondere wurde in Abschnitt 1.2 ein Datensatz erstellt, auf dessen Basis die multivariaten Analysemethoden angewandt werden sollen. Das Ziel ist es, die Kosten von Patienten für Antipsychotika über Regressionsmethoden zu schätzen. Als beschreibende Variablen verwenden wir dabei das Geburtsjahr, die Kosten für Allgemeinmediziner, die Kosten für Fachärzte, die Kosten für sonstige Heilmittel und die Anzahl an verordneten DDDs. Alle Größen sind dabei pro Versorgungstag zu verstehen.

Da die Schätzung der allgemeinen Kosten bzw. DDDs, wie sich in Folge herausstellt, für Antipsychotika nicht den gewünschten Ergebnissen führt, werden im Anschluss die drei größten Wirkstoffe der Antipsychotika, N05AX08 - Risperidon, N05AH03 - Olanzapin und N05AH04 - Quetiapin als Untergruppen betrachtet. Das Ziel ist, jeweils aus dem allgemeinen Verhalten des Patienten, das über die Kosten für nicht-Antipsychotika, sowie über die Kosten für Fachärzte und Allgemeinmediziner repräsentiert wird, das Verhalten in Bezug auf Antipsychtika zu beschreiben.

Die erste Problematik besteht im Sicherstellen der Wohldefiniertheit der genutzten Schätzer. Die Bedingungen für den LTS Schätzer wurden bereits in Abschnitt 3.3 diskutiert. Zusätzlich müssen wir die robuste Mahalanobis-Distanz bestimmen, welche in Abschnitt 4.1.2 eingeführt worden ist. Es werden wie beim LTS Schätzer nur 50% der Daten in die Berechnung miteinbezogen. Ähnlich wie beim LMS Schätzer wird für die MCD Schätzung gefordert, dass keine Hyperebene von $sp(X)$ existieren darf, die 50% der Beobachtungen beinhaltet (Rousseeuw, 1985).

Betrachten wir aber Tabelle 1.2 aus Abschnitt 1, so erkennen wir, dass weniger als 50% der Patienten einen Facharzt konsultiert haben und daher Kosten von 0 aufweisen. D.h. eine solche Hyperebene existiert und der MCD Schätzer ist nicht mehr lösbar.

Ein möglicher Ausweg ist die Trennung der Patienten in Therapietreue und Therapieabbrecher, wie es in Abschnitt 1 erfolgt ist. Wir sehen auch in Tabelle 1.2, dass es zumindest keine offensichtliche derartige Hyperebene mehr gibt. Für andere potentielle Hyperebenen gilt zumindest, dass sie mit einer Wahrscheinlichkeit von 1 nicht existieren, sofern die zugrunde liegenden Daten normalverteilt sind (Rousseeuw, 1984).

Wir werden daher nur die therapietreuen Patienten betrachten. Neben der Sicherstellung der Existenz der Schätzer gilt auch, dass die Behandlung der Therapieabbrecher medizinisch nicht begründet werden kann. Durch die hohe Konzentration der Kosten, ebenfalls in Abschnitt 1 dargestellt, werden durch die 37% der Gesamtpatienten etwa 80% der Kosten dargestellt.

Abbildung 8.1 stellt die betrachteten Dimensionen gegenüber, um einen ersten Eindruck zu vermitteln. Dabei wird nur eine Stichprobe von 1000 Beobachtungen aus $X$ dargestellt, um potentielle Strukturen besser erkennen zu können. $X$ ist hier bereits definiert als die Beobachtungen der therapietreuen Patienten.

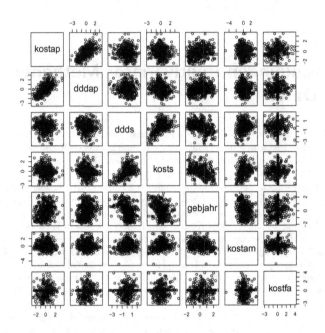

**Abbildung 8.1:** Überblick über den Testdatensatz

## 8.1  x-Ausreißererkennung

Da durch den neuen Datensatz die geforderten Bedingungen sichergestellt sind, kann nun versucht werden, potentielle Ausreißer in der x-Struktur zu finden. Zu Beginn dieses Abschnitts wurde darauf hingewiesen, dass neben einem allgemein gültigen Regressionsansatz auf Basis aller Daten die Untergruppen der am Häufigsten verordneten Wirkstoffgruppen betrachtet werden sollen. Die x-Struktur ist davon insofern betroffen, als dass nur jene Patienten berücksichtigt werden, die Verordnungen aus der entsprechenden Wirkstoffgruppe erhalten haben.

Es wird versucht, einerseits die diagnostischen Methoden über die robusten Mahalanobis-Distanzen anzuwenden, andererseits wird ein reduzierter $k^+$-means Algorithmus in R implementiert und getestet. Mit reduziert ist gemeint, dass die Anzahl an Patienten zu hoch ist um mit Hilfe der zur Verfügung stehenden Rechenleistung einen vollständigen Minimum Spaning Tree zu bestimmen. Daher werden die Beobachtungen zunächst über den k-means Algorithmus zu einer großen Zahl von Clustern zusammengefasst und anschließend der Minimum Spanning Tree über die Clusterzentren bestimmt.

Betrachten wir zunächst Abbildungen 8.2, so stellen wir fest, dass die Ausreißererkenung

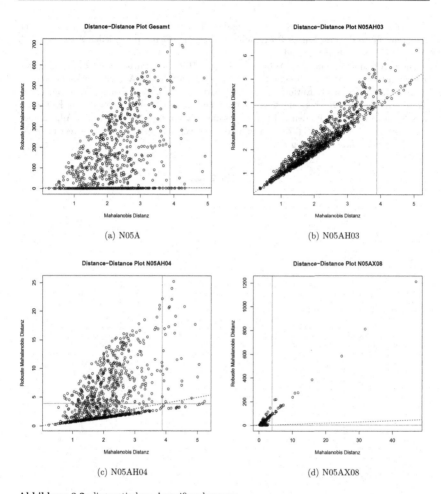

**Abbildung 8.2:** diagnostische x-Ausreißererkennung

über Mahalanobis-Distanzen in Abhängigkeit der betrachteten Untergruppe zu unterschiedlichen Ergebnissen führt. Die gesamten Daten über den Distance-Distance Plot zu bewerten erscheint nicht sinnvoll. Der Grund dafür ist die Struktur der x-Daten. Es liegt keine Normalverteilung vor und es ist auch nicht gelungen, eine geeignete Transformation für alle Untergruppen zu finden. Während die diagnostische Ausreißererkennung für die Gruppe N05AH03 zu plausiblen Ergebnissen führt, kann die Gruppe N05AX08, ähnlich wie die Zusammenfassung aller Wirkstoffgruppen, nicht mit Hilfe der Mahalanobis-Distanzen auf

Ausreißer untersucht werden. Der Hauptgrund dafür dürften mehrere Häufungspunkte in den
x-Daten sein, sodass auch nach Entfernung von bis zu 30% der potentiellen Ausreißer noch
keine Normalverteilung zugrunde liegt.
   Dieses Phänomen wurde in Abbildung 8.3 mit Hilfe der schrittweisen Entfernung von
Datenpunkten (Filzmoser, Reimann und Garret, 2005), die als Ausreißer erkannt werden,
festgestellt. Auch nach Entfernung der potentiellen Ausreißer, konnte keine geeignete
Transformation der Daten gefunden werden um die Normalverteilung zu erreichen. Es können
zwar viele Ausreißer gefunden werden, insgesamt führt das Verfahren aber im Allgemeinen
nicht zu dem erhofften Erfolg. Alternativ wird daher versucht, potenzielle Ausreißer mit Hilfe
der Clusterverfahren zu finden.

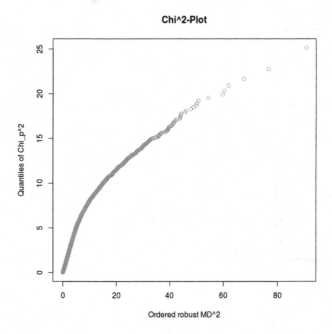

**Abbildung 8.3:** $\chi^2$-Plot - N05A

   Betrachten wir die beiden vorgestellten hierarchischen Clusterverfahren in den Abbildungen
8.4(a) und 8.4(b). Im Rahmen des single-Linkage Verfahren besteht das Problem, dass keine
echten Strukturen mehr erkennbar sind. D.h. auch wenn die zuletzt hinzugefügten Punkte
als Ausreißer klassifiziert werden können, so kann keine Grenze gefunden werden, um eine
Unterscheidung zwischen extremen Punkten und Ausreißern treffen zu können.
   Abbildung 8.4(a) hingegen weist klare Strukturen auf. Dabei werden insbesondere, in
Abhängigkeit der betrachteten Untergruppe, ein oder zwei kleine, abgegrenzte Gruppen

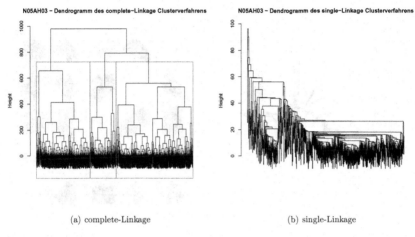

(a) complete-Linkage          (b) single-Linkage

**Abbildung 8.4:** Hierarchische Clusterverfahren

gefunden. Diese könnten aufgrund ihrer Größe und der Distanz zu den restlichen Gruppen als Ausreißer definiert werden. Ein Vergleich mit der klassischen Ausreißererkennung, welche in der Gruppe N05AH03 durchgeführt werden kann, zeigt, dass die Gruppierung die Daten in drei zusammenhängende Gebiete teilt, während die klassische Erkennung Punkte die zu weit am Rand liegen entfernt. Die Punkte stammen dabei aus allen drei Clustergruppen.

Der Minimum Spanning Tree bietet, im Gegensatz zu den hierarchischen Clusterverfahren, bessere Einblicke in die Datenstruktur. Der Minimum Spanning Tree jeder der Untergruppen zerfällt zumeist in drei große Äste. Die genaue Zahl hängt jedoch von der Wahl der k-means Cluster ab. Die Äste selbst sind so verzweigt, dass in der Regel mehrere Mini-Cluster an einem Hauptast liegen. Zusätzlich lässt sich eine Handvoll Mini-Cluster identifizieren, die deutlich weiter von diesen Hauptästen entfernt liegen. Ohne auf die Verteilungsstruktur der Distanzen im Minimum Spanning Tree einzugehen, können einige Äste getrennt werden. Das Ergebnis wird exemplarisch für N05AX08 in Abbildung 8.5 dargestellt. Dabei wird die kritische Grenze der zugelassenen Astlänge so gezogen, dass rund 2% der Daten als Ausreißer klassifiziert werden. Da aber nur die Verfahren über die Mahalnanobis-Distanzen zu gesicherten Ergebnissen führen und dieses Verfahren nur für eine der betrachteten Untergruppen angewandt werden kann, werden keine x-Daten entfernt und stattdessen gleich eine robuste Regressionsmethode verwendet. Die diagnostischen Plots, in denen unter anderem die x-Ausreißer miteinbezogen werden, versagen in dieser Situation jedoch, da die Struktur der x-Daten, wie gezeigt, dafür nicht geeignet ist.

N05AX08 - Minimum Spanning Tree

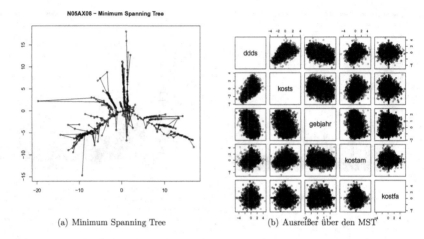

(a) Minimum Spanning Tree          (b) Ausreißer über den MST

**Abbildung 8.5:** Reduziertes $k^+$-means Clusterverfahren zur Ausreißererkennung

## 8.2 LTS-Regression

Wie in der Einführung des Kapitels beschrieben, soll versucht werden, die Kosten bzw. die DDDs für Antipsychotika und für die entsprechenden Untergruppen auf Basis der Kosten und des Alters der Patienten zu schätzen. Da zwischen den Kosten und den zugehörigen DDDs ein starker linearer Zusammenhang besteht, die Kosten aber vollständig abgebildet werden, während für die DDDs ein systematischer Fehler vorliegt, beschränken wir uns vorerst auf die Betrachtung der Kosten.

Die Modellbeschreibung führt jedoch in keiner der Gruppen zu einem Erfolg. Ein typisches Ergebnis der LTS-Regression sieht folgendermaßen aus.

```
Call:
ltsReg.formula(formula = kostap ~ kosts + gebjahr + kostam +
    kostfa + ddds, data = x8, alpha = 1/2)

Residuals (from reweighted LS):
    Min      1Q  Median      3Q     Max
-2.1412 -0.6406  0.0000  0.5782  2.1432

Coefficients:
           Estimate Std. Error t value Pr(>|t|)
Intercept  -0.04068    0.01111  -3.662 0.000252 ***
kosts      -0.05535    0.01358  -4.077 4.63e-05 ***
gebjahr     0.23790    0.01254  18.972  < 2e-16 ***
kostam     -0.01801    0.01161  -1.551 0.121021
```

```
kostfa    0.06100    0.01119    5.452 5.16e-08 ***
ddds      0.02404    0.01378    1.745 0.081047 .
---
Signif. codes:  0 '***' 0.001 '**' 0.01 '*' 0.05 '.' 0.1 ' ' 1

Residual standard error: 0.8775 on 6234 degrees of freedom
Multiple R-Squared: 0.08856,Adjusted R-squared: 0.08783
F-statistic: 121.1 on 5 and 6234 DF,  p-value: < 2.2e-16
```

Auch das robuste Bestimmtheitsmaß $R^2_{LTS,adj}$ erreicht nur einen Wert von 0.1. Etwa 10%, bis zu 14% der Daten, je nach Untergruppe, reißen auch in der y-Richtung aus. Die verbleibenden Residuen sind jedoch annähernd wie gefordert normalverteilt.

Es ist also nicht möglich, die Kosten für Antipsychotika direkt über das Verhalten der Patienten in Bezug auf andere Heilmittel und Arztbesuche zu schätzen. Das ist insofern verwunderlich, als dass häufig angenommen wird, dass Patienten mit chronischen Erkrankungen neben einer intensivierten Begleittherapie, in Abhängigkeit des Schweregrades der Erkrankungen, auch häufiger zu sonstigen Heilmittel greifen.

## 8.3 Logit-Regression

Da die direkte Schätzung der Kosten für Antipsychotika über lineare Regressionsmodelle nicht gelingt, soll im nächsten Schritt versucht werden, mit Hilfe der logistischen Regression aus Abschnitt 6.2.1, eine Klassifikation der Patienten vorzunehmen. Dabei beziehen wir uns auf die Konzentration der Kosten für Antipsychotika aus Abbildung 1.4. Wir wählen dabei die Schranke zwischen den günstigen und teuren Patienten zunächst variabel. Der Grund, warum nicht einfach der Mittelwert als Schranke verwendet wird ist, dass einige extreme Ausreißer nicht-robuste Grenzen so stark beeinflussen, dass zu wenige Patienten höhere bzw. niedrigere Kosten als die Schranke aufweisen. Ist das Modell nicht in der Lage, mehr als diesen Anteil der Patienten richtig zu klassifizieren, so ist es günstiger, alle Patienten auf die häufigere Klasse zuzuordnen, da so ein kleinerer Gesamtfehler entsteht.

In Abbildung 8.6 wird das Ergebnis der Logit-Regression von ganz N05A veranschaulicht, in Abhängigkeit der gewählten Kostengrenze. Das gewählte beschreibende Modell entspricht dabei dem LTS-Regressionsmodell aus Abschnitt 8.2. Anstelle der Kosten für Antipsychotika wird eine binäre Variable verwendet, die allen Patienten mit Kosten größer der Kostengrenze 1, allen Patienten mit Kosten geringer als die Kostengrenze 0 zuweist. Abbildung 8.6 zeigt, dass die Gruppen kaum unterschieden werden können und dadurch das oben beschriebene Phänomen auftritt. Die sinnvollste Beschreibung gelingt nahe dem Median der Kosten, wo beide Gruppen mit der gleichen Häufigkeit korrekt klassifiziert werden können. Die Beschreibung ist jedoch, mit einem korrekt klassifizierten Anteil von 60%, nur unwesentlich besser als eine willkürliche Zuteilung. Da das gleiche Modell gewählt wurde wie im Rahmen der LTS-Regression, ist dieses Ergebnis sehr wahrscheinlich.

Wird das Regressionsmodell um eine Information über die Therapie erweitert, so gelingt eine deutlich bessere Beschreibung. Da nur die in Abschnitt 1.3 definierten, therapietreuen Patienten analysiert werden, kann davon ausgegangen werden, dass sich diese Patienten, die über Jahre hinweg in Behandlung sind, sich auch an die von ihrem betreuenden Arzt empfohlene Therapie halten. Daher ist es nicht abwegig, die empfohlenen DDDs, bzw. in

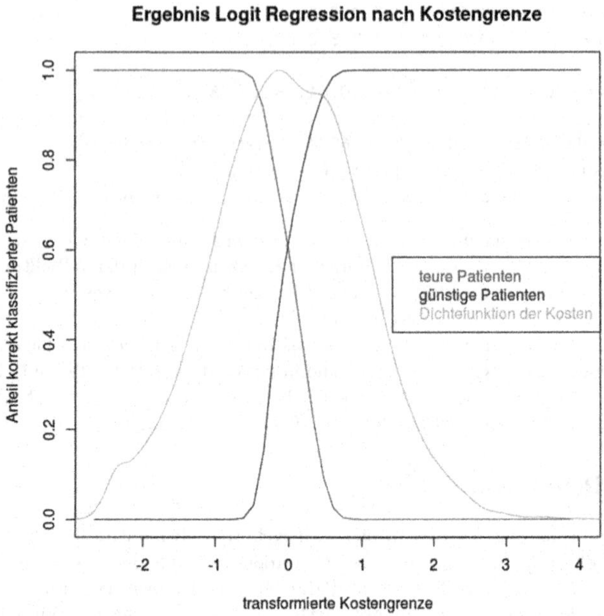

**Ergebnis Logit Regression nach Kostengrenze**

**Abbildung 8.6:** Logit -Regression N05A Gesamt ohne Therapieinformation

unserem Fall die Schätzung der konsumierten DDDs, in die Betrachtung miteinzubeziehen. Es handelt sich insbesondere wegen dem in Abschnitt 4.1 beschriebenen systematischen Fehler in der Bestimmung der DDDs um Schätzung der echten DDDs. Dadurch können im Gleichgewicht zwischen dem korrekt bestimmten Anteil günstigerer und teurer Patienten bis zu 81% der Patienten richtig klassifiziert werden. Je nach Präferenzen können auch höhere Anteile für eine der Gruppen, je nach Grenze, erkannt werden. Die Modellzusammenfassung zeigt jedoch klar, dass die Beschreibung fast ausschließlich über die DDDs der Antipsychotika erfolgt.

```
Call:
glm(formula = y ~ dddap + kosts + gebjahr + kostam + ddds + kostfa,
    family = binomial(logit), data = xx)

Deviance Residuals:
    Min       1Q   Median       3Q      Max
-3.1974  -0.7230  -0.2466   0.7960   3.0300

Coefficients:
```

**Logit Regression nach Kostengrenze mit getrennten Wirkstoffen**

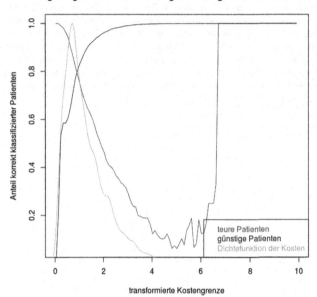

**Abbildung 8.7:** Logit-Regression N05A gesamt mit Therapieinformation

```
            Estimate Std. Error z value Pr(>|z|)
(Intercept) -0.160989   0.039275  -4.099 4.15e-05 ***
dddap        1.847708   0.058578  31.542  < 2e-16 ***
kosts       -0.066921   0.048935  -1.368   0.1715
gebjahr     -0.074695   0.043133  -1.732   0.0833 .
kostam      -0.045757   0.041102  -1.113   0.2656
ddds         0.002389   0.049022   0.049   0.9611
kostfa       0.087661   0.039424   2.224   0.0262 *
---
Signif. codes:  0 '***' 0.001 '**' 0.01 '*' 0.05 '.' 0.1 ' ' 1
```

Unter der Annahme, dass wir den Input der DDDs akzeptieren, müssen wir jedoch davon ausgehen, dass nicht nur die Tagesdosis, sondern auch die empfohlene Wirkstoffgruppe mitgeliefert wird. Überraschenderweise kann auch mit diesem komplexeren Modell mit Dummy Variablen und nach Wirkstoff getrennten DDDs kein besseres Ergebnis erzielt werden.

Abgesehen von einer kleinen Menge von Ausreißern in den Kosten nach oben, die eine eindeutige Klassifikation zulassen, wie in Abbildung 8.7 gut ersichtlich ist, kann abermals ein Anteil von knapp über 80% der Patienten korrekt klassifiziert werden.

Das Hauptproblem besteht darin, dass auch wenn der Anteil von rund 80% ausreichen würde, die Kostengrenze nicht willkürlich gezogen werden kann. Sollen etwa auf Basis des dritten Quartils der Kosten das Modell aus Abbildung 8.7 geschätzt werden, so erreichen wir einen 94% Anteil für günstige Patienten und einen 53% Anteil für teure Patienten. D.h. es werden keine günstigen Patienten als teuer geschätzt, jedoch nur 50% der teuren Patienten auch tatsächlich als solche erkannt. Will ein Sozialversicherungsträger seine teuren Patienten im Sinne von Risikopatienten erfassen um weitere Therapiemöglichkeiten rechtzeitig anzusetzten, so würden 50% der Patienten durch diese Erkennungsmethode von den erweiterten Therapiemöglichkeiten ausgeschlossen werden.

# 9 Zusammenfassung

Der Interessenskonflikt in der Sozialversicherung, zwischen Ärzten, Patienten und Versiche-rungsträgern, zwischen optimaler Behandlung und begrenzten Mitteln, führt zur Notwen-digkeit, die eingesetzten Mittel genauer zu bewerten um fundierte Entscheidungen treffen zu können. Häufig werden in der Sozialversicherung Standardverfahren angewandt, ohne die Natur der Daten genauer zu analysieren.

Aus diesem Grund wurde mit Unterstützung der Gebietskrankenkassen aus Salzburg, dem Burgenland und insbesondere aus Kärnten, am Beispiel der Versorgung von Patienten mit Antipsychotika, die Datenstruktur analysiert und versucht, Zusammenhänge mit Hilfe von Regressionsmethoden zu finden. Das zentrale Thema der Sozialversicherungsträger ist, die verfügbaren Mittel möglichst effizient und gerecht zu verteilen. Daher wurde der Fokus auf die Analyse der Kosten der Versorgung gelegt.

Die zunächst deskriptive Betrachtung der Daten zeigt, dass die Verteilungen der Ausprägungen nicht dem optimalen medizinischen Modell der Behandlung entsprechender Patienten folgt. Es gibt eine sehr hohe Konzentration der Kosten bzw. Verordnungen auf eine kleine Menge von Patienten (Abbildung 1.4). Der genauere Blick auf die Kosten zeigt also, dass eine deutlich kleinere Gruppe von Personen von den hohen Behandlungskosten tatsächlich profitiert, als es im Allgemeinen in der Sozialversicherung angenommene wird.

Diese Natur der Daten, mit hohen Konzentrationen, aber trotzdem kompakten - im nicht mathematischen Sinn - Verteilungen macht es auch notwendig, die Regressionsverfahren genau zu untersuchen. Die klassische, nicht-robuste Regression, führt dazu, dass die Regressionsgerade häufig nicht dem Haupttrend folgt, sondern kippt. Ein Beispiel wurde im Rahmen der Einführung robuster Regressionsverfahren, in Abbildung 4.1 ausgearbeitet. Unter den eingeführten robusten Verfahren, wurde die LTS-Regression vor allem wegen der Existenz eines effizienten Algorithmus ausgewählt. Darüber hinaus existieren im Rahmen der genutzten Datenstruktur Vorteile im Sinn der eindeutigen Lösbarkeit des Schätzers. Die Anwendung der robusten Regressionsverfahren ist zwingend erforderlich, um mit der großen Menge an möglichen Datenfehlern umgehen zu können. Neben der Anwendung dieser Verfahren wurde versucht, die Struktur der Daten im Rahmen der Ausreißererkennung genauer zu untersuchen. Die $x$-Daten, bestehen aus Kosten für Fachärzte, Allgemeinmediziner und sonstige Heilmittel, normiert auf den relevanten Zeitraum, und das Alter der Patienten. Für eine Übersicht über alle verfügbaren Daten, siehe Abschnitt 1.1. Aufgrund der bereits erwähnten Datenstruktur versagen klassische Ausreißererkennungsmethoden. Für die Verwendbarkeit dieser Methode wäre es notwendig, eine Transformation zu finden, die die Daten in eine multivariate Normalverteilung umwandelt. Darüber hinaus bestehen auch im Rahmen robuster Schätzungen von Mahalanobis-Distanzen Probleme. Mehr als 50% der Patienten erzeugen keine Kosten für Fachärzte (Abschnitt 8). In Abschnitt 4.1.2 wird ausgeführt, warum der robuste Mahalanobis-Schätzer, in unserem Fall basierend auf dem MCD-Schätzer, in dieser Situation nicht lösbar ist. Diese Problematik wurde umgangen, indem die Patienten auf medizinischen Argumenten gruppiert wurden und nur die aus Sicht der Sozialversicherung interessanten Fälle weiter begutachtet wurden.

Da die klassischen Methoden, auch die robusten, im Rahmen der Ausreißererkennung versagen, wurden alternative Methoden, basierend auf Clusterverfahren untersucht. Insbesondere der 2-Phasen Algorithmus bietet über den Minimum Spanning Tree einen Ansatz, der es ermöglicht, alle Datenpunkte, zu erkennen, die sich von der kompakten - im nicht-mathematischen Sinn - Verteilung, abheben. Details zum Verfahren werden in Abschnitt 5.2.1 diskutiert.

Kapitel 7 fasst zwei der häufigsten Probleme, Zähldaten und Null-Daten, in der Sozialversicherung zusammen und zeigt Lösungswege auf, wie mit diesen Problemen umgegangen werden kann. In unserem Fall sind nur die $x$-Daten von diesen betroffen. Daher müssen keine entsprechenden Adaptionen vorgenommen werden. Lediglich im Rahmen der MCD-Schätzung entstehen durch die Null-Daten Probleme, die aber umgangen werden konnten.

Die linearen Regressionsverfahren führen zu einer mäßigen Beschreibung der Kosten für Antipsychotika. Es gibt bei den Sozialversicherungsträgern häufig die Ansicht, dass Patienten mit hohen Kosten in allgemeinen Bereichen, auch hohe Kosten bei spezifischen Erkrankungen aufweisen. Wäre diese Annahme allgemein gültig, so wäre auch eine bessere Erklärung im Rahmen der Regression gelungen. Daher kann davon ausgegangen werden, dass zumindest im Fall von Antipsychotika, der Grund für erhöhte Kosten entweder medizinischer Natur ist oder durch den betreuenden Arzt begründet ist. Als Maß für die Qualität der Regression wurde eine robuste Version des Bestimmtheitsmaßes über allgemeine M-Schätzer in Abschnitt 4.3 eingeführt und verwendet.

Als Alternative wurde versucht, verallgemeinerte lineare Regressionsmodelle zu nutzen. Es wird davon ausgegangen, dass die Patienten binomialverteilt sind, in einen leichten und einen schweren Schweregrad, bzw. aus Kostensicht in Patienten mit geringen und hohen Kosten. Dem Schätzverfahren gelingt eine Klassifikation jedoch nur mäßig. Der Übergang zwischen den beiden Gruppen dürfte zu gleichmäßig sein um ihn in Form eines verallgemeinerten Regressionmodells beschreiben zu können. Die Möglichkeiten der Beschreibung werden unter anderem in Abbildung 8.6 dargestellt.

Insgesamt sind die Regressionsmethoden eher ungeeignet, um die Kosten für Antipsychotika aus sonstigen Kosten zu erklären. Der Grad der Beschreibung ist nur in wenigen Situationen groß genug um klare Zusammenhänge ausweisen zu können. Allgemeine Aussagen sind nicht möglich.

Die alternativen Methoden bieten jedoch Möglichkeiten, die für weitere Analysen für die österreichische Sozialversicherung relevant werden können. Das allgemeine Regressionsmodell auf Basis der Binomial, bzw. der Multinomial-Verteilung genügt der Kostenbeschreibung zwar nicht, aber es sollte die Möglichkeit bieten, erhöhte Prävalenzen besser beschreiben zu können. Die verfügbaren Daten haben keine medizinischen Informationen geliefert, daher kann diese Annahme nicht verifiziert werden, sollte aber in künftigen Arbeiten getestet werden. Eine derartige Beschreibung würde weiterhelfen, die Gründe für das Ost-West Gefälle bei diversen Prävalenzen besser zu verstehen.

Der 2-Phasen Algorithmus bietet die Möglichkeit, im Rahmen von unstrukturierten Daten, die nicht günstig transformiert werden können, Ausreißer zu finden. Als Fortsetzung dieser Methode würde es sich empfehlen, die Verteilung der Distanzen in einem Minimum Spanning

Tree direkt zu betrachten und auf Basis der Verteilung bzw. deren Quantilen die Äste zu selektieren, die abgetrennt werden. Dadurch muss die Clusterzahl nicht vorgegeben werden und es ensteht eine natürliche Menge an Clustern. Gelingt es, die Grundmenge als Daten einer Menge von Normalverteilungen zu beschreiben, so ermöglicht dieses Verfahren, all jene Normalverteilungen voneinander zu trennen, die zu weit, im Sinn der Quantile jener Verteilung mit größter Varianz, voneinander liegen.

# Literatur

[1]  W. Assenmacher. *Deskriptive Statistik.* 4th. Heidleberg: Springer-Verlag, 2010.

[2]  K. Backhaus, B. Erichson, W. Plinke und R.Weiber. *Multivariate Analysemethoden.* Berlin Heidelberg: Springer-Verlag, 2008.

[3]  A. E. Beaton und J.W. Tukey. "The fitting of power series, meaning polynomials, illustrated on band-spectroscopicdata". *Econometrics* 16 (1974), 256–272.

[4]  C. Croux und C. Dehon. "Estimators of the multiple correlation coefficient: local robustness and confidence intervals". *Statistical Papers* 44 (2003), 315–334.

[5]  D.L. Davies und D.W. Bouldin. "A Cluster separation measure". *IEEE Trans. Pattern Anal. Machine Intell.* 4 (1979), 224–227.

[6]  M. Deistler. *Ökonometrie 1.* Vorlesungsskriptum. Wien, 2002.

[7]  Annette J. Dobson. *An introduction to generalized linear models.* 2nd. Boca Ranton: Chapman & Hall/CRC, 2002.

[8]  D. Donoho und P. Huber. "The Notion of Breakdown Point". *in A Festschrift for Erich Lehmann* 46 (1983), 375–382.

[9]  P. Filzmoser, C. Reimann und R.G. Garret. "Multivariate outlier detection in exploration geochemistry". *Computers and Geosciences* 31 (2005), 579–587.

[10]  D.J. Finney. *Probit Analysis.* 2. Aufl. Cambridge: University Press, 1952.

[11]  J. Fox. *Applied regression analysis and generalized linear models.* 2. Aufl. Thousand Oaks, California: SAGE Publications, 2008.

[12]  R.G. Garrett. "The chi-square plot: A tool for multivariate outlier recognition." *Journal of Geochemical Exploration* 32 (1989), 319–341.

[13]  F. Hampel. "A General Qualitative Definition of Robustness". *Annals of Mathematical Statistics* 42 (1971), 1887–1896.

[14]  F. Hampel. "Beyond Location Parameters: Robust Concepts and Methods". *Bulletin of the International Statistical Institute* 46 (1975), 375–382.

[15]  J.A. Hartigan und M.A. Wong. "Algorithm AS 136: A K-Means Clustering Algorithm". *Journal of the Royal Statistical Society* 28 (1979), 100–108.

[16]  D.M. Hawkins. *Identification of outliers.* London: Chapman und Hall, 1980.

[17]  P.J. Huber. "Robust estimation of a location parameter". *Annals of Mathematical Statistics* 35 (1964), 73–101.

[18]  A.K. Jain und R.C. Dubes. *Algorithms for Clustering Data.* Englewood Cliffs, New Jersey: Prentice Hall, 1988.

[19]   M.F. Jiang, S.S. Tseng und C.M. Su. "Two-phase clustering process for outlier detection". _Pattern Recognition Letters_ 22 (2001), 691–700.

[20]   L.P. Keating, R.L. Mason und P.K. Sen. _Pitman's Measure of Closeness: A Comparison of Statistical Estimators._ Philadelphia, Pennsylvania: Society for Industrial und Applied Mathematics, 1993.

[21]   M.G. Kendall und A. Stuart. _The Advanced Theory of Statistics._ 2. Aufl. London: Griffin, 1967.

[22]   M. Koller und W.A. Stahel. "Sharpening Wald-type inference in robust regression for small samples". _Computational Statistics & Data Analysis_ 55 (2011), 2504–2515.

[23]   J.B. Kruskal. "On the Shortest Spanning Subtree of a Graph and the Traveling Salesman Problem". _Proceedings of the American Mathematical Society_ 7 (1956), 48–50.

[24]   D. Lambert. "Zero-inflated Poisson regression, with an applcation to defects in manufacturing". _Technometrcis_ 34 (1992), 1–14.

[25]   E.L. Lehmann. _Testing Statistical Hypotheses._ London: Wiley, 1959.

[26]   P. McCullagh und J.A. Nelder. _Generalized linear models._ 2nd. London: Chapman & Hall/CRC, 1989.

[27]   G. McLachlan und D. Peel. _Finite Mixture Models._ New York: John Wiley & Sons, 2000.

[28]   F. Murtagh. _Multidimensional Clustering Algorithms._ Wuerzburg: Physica-Verlag, 1985.

[29]   J.A. Nelder und R.W.M. Wedderburn. "Generalized Linear Models". _Journal of the Royal Statistical Society_ 135 (1972), 370–384.

[30]   V. Prokhorov. "Convergence of random processes and limit theorems in probability theory". _Theor. Probability Applications_ 1 (1965), 157–214.

[31]   Norwegian Institute of Public Health WHO. _WHO Collaborating Centre for Drug Statistics Methodology._ 2013. URL: http://http://www.whocc.no/.

[32]   S. Putanen, G. Styan und J. Isotalo. _Matrix Tricks for linear Statistical Models._ Berlin Heidelberg: Springer-Verlag, 2011.

[33]   O. Renaud und M.-P. Victoria-Feser. "A robust coefficient of determination for regression". _Journal of Statistical Planning and Inference_ 140 (2010), 1852–1862.

[34]   P. Rousseeuw. "Least Median of Squares Regression". _Journal of American Statistical Association_ 79 (1984), 871–879.

[35]   P. Rousseeuw. "Multivariate estimation with high breakdown point". _Mathematical Statistics and Applications_ 8 (1985), 283–297.

[36]   P. Rousseeuw und V.J. Yohai. "Robust regression by means of S-estimators". _Robust and Nonlinear Time Series Analysis_ (1984), 147–185.

[37]   F. Schmid und M. Trede. _Finanzmarktstatistik._ Berlin Heidelberg: Springer-Verlag, 2006.

[38]   P. Schönfeld. _Methoden der Ökonometrie._ München-Schwabing: Verlag Franz Vahlen GmbH, 1969.

[39]   H. Steinhaus. "Sur la division des corps matériels en parties". *Bull. Acad. Polon. Sci.* 4 (1957), 801–804.

[40]   D.B. Suits. "Use of Dummy Variables in Regression Equations". *Journal of the American Statistical Association* 280 (1957), 548–551.

[41]   H. Theil. *Economic forecasts and policy.* 2nd. Amsterdam: North-Holland Pub. Co, 1961.

[42]   V.J. Yohai. "High breakdown-point and high efficiency estimates for regression". *The Annals of Statistics* 15 (1987), 642–665.